# NIÑOS DESAFIANTES

## Materiales de Evaluación y Folletos para los Padres

Russell A. Barkley, PhD

Traducción al español
por José J. Bauermeister y Asociados
Carmen C. Salas-Serrano, Maribel Matos,
Graciela Reina y Dyhalma Avila-López

THE GUILFORD PRESS
*New York London*

Una división de Guilford Publications, Inc.
72 Spring Street, New York, NY 10012



Impreso en los Estados Unidos de América

Este libro está impreso en papel sin ácido.

El último dígito es el número impreso: 9 8 7 6 5 4 3 2

**Biblioteca del Congreso Información del catálogo**

Barkley, Russell A., 1949–
[Defiant children. Pts. 3-4. Spanish]
Niños desafiantes : materiales de evaluación y folletos para los padres /por Russell
A. Barkley ; traducción al español por José J. Bauermeister y Asociados.
p. cm.
Translation of pts. 3–4 of Defiant children, 2nd. ed.
Includes bibliographical references.
ISBN 1-57230-226-7 (pbk.)
1. Behavior disorders in children. 2. Behavior therapy for children. 3. Child rearing.
4. Parent and child. I.Title
RJ506.B44B3618 1997
618.92'89–dc21 97–15532 CIP

# Contenido

Introducción 1

**Parte I** Materiales de evaluación 5

Instrucciones generales para llenar los cuestionarios (Formulario 1) 9
Información acerca del niño y de la familia (Formulario 2) 10
Formulario de historial médico y de desarrollo (Formulario 3) 11
Escala de evaluación de los trastornos de conducta perturbadora-Formulario para padres (Formulario 4) 14
Escala de evaluación de los trastornos de conducta perturbadora-Formulario para maestros (Formulario 5) 16
Cuestionario de situaciones del hogar (Formulario 6) 17
Cuestionario de situaciones escolares (Formulario 7) 18
Cómo prepararse para la evaluación de su niño (Formulario 8) 19
Entrevista clínica- Formulario de informe para los padres (Formulario 9) 28
Escala de evaluación de la conducta del adulto-Autoinforme de la conducta actual (Formulario 10) 53
Escala de evaluación de la conducta del adulto-Autoinforme de la conducta durante la niñez (Formulario 11) 54

**Parte II** Folletos para los padres 55

Folleto del padre para el Paso 1: Perfiles de las características del padre y del niño 59

Folleto del padre para el Paso 1: Inventario de problemas familiares 60
Folleto del padre para el Paso 2: Preste atención a la buena conducta de juego de su niño 63
Folleto del padre para el Paso 3: Preste atención cuando su niño obedece 66
Folleto del padre para el Paso 3: Dé mandatos efectivos 67
Folleto del padre para el Paso 3: Preste atención al juego independiente 68
Folleto del padre para el Paso 4: El sistema de fichas/puntos para el hogar 70
Folleto del padre para el Paso 5: ¡Tiempo-fuera! (Time out) 73
Folleto del padre para el Paso 7: Anticipe problemas-Manejo de los niños en lugares públicos 77
Folleto del padre para el Paso 8: Use una tarjeta de informe diario acerca de la conducta escolar 80
Folleto del padre para el Paso 9: Cómo manejar problemas futuros de comportamiento 87

# Introducción

José J. Bauermeister
*Universidad de Puerto Rico*

Los resultados de los estudios epidemiológicos psiquiátricos llevados a cabo en diversos países señalan consistentemente que los trastornos de conducta perturbadora en la niñez ocurren con una gran frecuencia. En el estudio epidemiológico de niños y adolescentes puertorriqueños realizado por Bird y colaboradores (1988), el trastorno oposicional desafiante (9.9%) y el trastorno por déficit de atención (9.5%) fueron los desórdenes de mayor frecuencia en la población. Las investigaciones señalan, también, que un porcentaje significativo de los niños con trastornos de conducta perturbadora están en riesgo de continuar presentando patrones de comportamientos desadaptados a lo largo del desarrollo y de manifestar otros trastornos psiquiátricos más tarde en sus vidas (Bauermeister, Canino, & Bird, 1994).

Es importante para los profesionales del comportamiento humano contar con información e instrumentos que faciliten la identificación temprana y el tratamiento psicológico de niños hispanos cuyo comportamiento se caracteriza por un patrón de conducta desafiante y perturbadora. Ha sido, pues, acertada la decisión del Dr. Russell A. Barkley y de Guilford Publications de publicar la traducción al español de la Parte III (Materiales de evaluación) y Parte IV (Folletos para los padres) de la segunda edición del manual *Niños desafiantes.*

En la traducción de los cuestionarios, escalas de evaluación de conducta y folletos, hemos adoptado expresiones que son usadas a menudo en diversos países o grupos de habla hispana. Sin embargo, en ocasiones hemos incluido otras expresiones entre paréntesis para asegurar la comprensión de ciertos ítems. Hemos usado, a lo largo de la traducción y adaptación, palabras como niño, padre, maestro, etc., para facilitar la lectura del material. Estas palabras deben entenderse como categorías inclusivas de personas de ambos géneros y no como un lenguaje sexista.

La experiencia clínica y los resultados de las investigaciones empíricas nos han hecho cada vez más conscientes de las limitaciones serias que acompañan la traducción literal de instrumentos de evaluación del inglés al español. Hemos seguido una serie de procedimientos rigurosos para aminorar estas limitaciones al traducir y adaptar los siguientes instrumentos: Escala de evaluación de los trastornos de conducta perturbadora, Formulario (4 y 5) para padres y maestros, Escala de evaluación de la conducta del adulto-Autoinforme de la conducta actual (Formulario 10) y Cuestionarios de situaciones en el hogar y situaciones escolares (Formularios 6 y 7). Como primer paso, un equipo bilingüe tradujo al español los ítems que corresponden al trastorno por déficit de atención e hiperactividad (TDAH) y al trastorno oposicional desafiante (TOD). Otro equipo revisó esta traducción para asegurar que las expresiones utilizadas evaluaban correctamente el constructo en cuestión. Un equipo diferente tradujo entonces al inglés esta versión al español revisada. Finalmente, esta última versión traducida al inglés se comparó con la versión original para asegurar que los ítems mantuvieran su significado psicológico y evaluaran los comportamientos que la versión original pretende medir. Una vez terminado el proceso de revisión, se administraron las escalas oralmente a varios padres y maestros de niños de 6 a 11 años de edad. Posteriormente, se entrevistó a estas personas para auscultar si habían comprendido correctamente las instrucciones y los ítems en cuestión. La retroalimentación recibida se usó para revisar los instrumentos. Las versiones publicadas en esta edición del manual incluyen estas revisiones, así como otras, de tipo menor, que se incorporaron posteriormente.

Se siguieron los mismos procedimientos para la traducción de los Cuestionarios de situaciones del hogar (CSH) y de situaciones escolares (CSE). La retroalimentación que nos brindaron las madres nos llevó a revisar las instrucciones y cambiar el orden de los ítems del CSH. Estos cambios tienen el propósito de asegurar el que las instrucciones de dicho cuestionario sean comprendidas por los padres que no tienen experiencia amplia en la contestación de escalas. Para el CSE, no fue necesario este tipo de modificación, ya que los maestros demostraron comprender bien las instrucciones.

Los índices de consistencia interna y confiabilidad temporal de las versiones al español de las Escalas de TDAH y TOD para padres y maestros, incluidas en los Formularios 4 y 5, y de la Escala TDAH versión del autoinforme de la conducta actual (Formulario 10), son altos. Las puntuaciones en las Escalas de TDAH para padres, y de autoinforme de la conducta actual, correlacionan positiva y significativamente con puntuaciones en escalas de estrés familiar. Correlacionan, además, negativamente con puntuaciones en escalas de prácticas de crianza y de destrezas sociales en sus hijos. Estos resultados proveen apoyo a la validez de las Escalas de TDAH y TOD (Bauermeister y colaboradores, 1996). Por otro lado, la confiabilidad temporal obtenida para una versión al español anterior del CSH y del CSE es alta. No hay razones para pensar que esta propiedad psicométrica sea diferente para las versiones actuales.

A pesar de tener propiedades psicométricas notables, es bueno recordar que estos instrumentos han sido diseñados para padres y maestros estadounidenses. Las personas de distintas culturas o países pueden interpretar los ítems de forma diferente y tener expectativas diversas en cuanto al comportamiento de los niños. Por tal razón, las normas publicadas para estos instrumentos en el Capítulo 2 del manual, no son necesariamente válidas y aplicables a otros países o grupos hispanos (Bauermeister y colaboradores, 1990). Otras escalas de evaluación de conducta, como por ejemplo, el *Inventario de Comportamiento-Escuela* (Bauermeister, 1994), pueden ayudar a obtener un cuadro más preciso del comportamiento del niño evaluado en comparación con sus compañeros, ya que han sido estandardizadas para niños hispanos (puertorriqueños).

Dada la importancia de la construcción cultural de normas sociales de comportamiento para los niños, el Dr. Barkley recomienda, en la sección de Revisión de los trastornos de la niñez según el DSM-IV (Formulario 9), que se dé seguimiento a cualquier respuesta que confirme un síntoma como presente con la pregunta: "Sí, ¿pero considera usted que esto es un problema o es inapropiado para un niño de su grupo étnico o cultural?" Otra posible estrategia es pedirle al padre que evalúe, usando una escala de 0 a 3, cuánto le preocupa el comportamiento en cuestión.

Como muy bien señala el Dr. Barkley, el éxito o fracaso del programa de adiestramiento a padres en el manejo de la conducta desafiante de los hijos depende de la forma o estilo en que este programa se presente a la familia. Es necesario facilitar el que los padres comuniquen sus opiniones en cuanto a cómo el método bajo discusión puede acomodarse al estilo de la familia y cómo puede usarse con sus hijos. La validez de esta recomendación es mayor aún al brindar tratamiento a familias de habla hispana con un trasfondo cultural diferente al de las familias anglosajonas. Las prácticas de crianza están influenciadas por valores culturales, por lo que hay que adaptar o modificar los métodos incorporados en el adiestramiento de padres a la luz de los valores y normas de cada familia (Forehand & Kotchick, 1996). Cada terapeuta, por lo tanto, debe demostrar sensibilidad y respeto hacia los valores socioculturales de la familia y revisar el programa de adiestramiento a padres de acuerdo a estos valores.

Las familias hispanas comparten una serie de valores relacionados con la crianza de los hijos, tales como un sentido profundo de unión y de lealtad familiar, resguardo en redes de apoyo social, respeto mutuo y dignidad. Estos valores sustentan el que la responsabilidad de la crianza de los niños sea compartida por los padres, abuelos, hermanos mayores y otros miembros de la familia extendida. Una posible implicación de esta responsabilidad compartida es el incluir a otros familiares significativos, además de los padres, en las sesiones de tratamiento.

Las familias hispanas que residen en los Estados Unidos pueden estar expuestas a una variedad de experiencias de estrés asociados al prejuicio, pobre dominio del idioma inglés, proceso de aculturación, desventaja económica y rompimiento de las redes de apoyo previamente existentes en sus países de origen, entre otras. El terapeuta debe ser sensible a estas posibles experiencias estresantes y proveer la oportunidad para discutir las mismas en la medida que sea necesario. Nuestra experiencia, aun con padres puertorriqueños que residen en Puerto Rico, ha sido que éstos sienten la necesidad de conversar sobre diferentes inquietudes y preocupaciones personales y familiares. Este hecho contribuye a que, en ocasiones, el programa de adiestramiento tenga que extenderse una o dos sesiones adicionales para así poder cubrir todos los métodos del tratamiento.

Confío que la publicación en español de los materiales de evaluación y folletos para el adiestramiento de padres facilite la prestación de servicios a nuestros niños hispanos y sus familias, así como el desarrollo de investigaciones en torno a la efectividad de esta modalidad de intervención terapéutica adaptada al contexto cultural hispano. Quiero agradecer a mis distinguidas colegas, Carmen C. Salas, Maribel Matos, Grace Reina y Dyhalma Avila-López, su valiosa y dedicada labor en la traducción de estos materiales de evaluación y folletos para padres. Agradezco también la ayuda brindada por Giovanni Ruiz, Beatriz Matos y Rosaly Correa. El intercambio de ideas durante el proceso de traducción fue rico y estimulante. Espero que las ideas discutidas puedan plasmarse en investigaciones futuras y aportaciones clínicas en beneficio de nuestros niños hispanos.

## Referencias

Bauermeister, J. J. (1994). *Desarrollo y Utilización del Inventario de Comportamiento-Escuela (IDC-E) en la Evaluación de Niños Puertorriqueños.* San Juan, P. R.: Autor.

Bauermeister, J. J., Berríos, V., Jiménez, A. L., Acevedo, L., & Gordon, M. (1990). Some issues and instruments for the assessment of attention-deficit disorder with hyperacti-vity (ADHD) in Puerto Rican children. *Journal of Clinical Child Psychology,* 19, 9-16.

Bauermeister, J. J., Canino, G., & Bird, H. R. (1994). Epidemiology of disruptive behavior disorders. In L. Greenhill (Ed.), *Child and Adolescents Psychiatric Clinics of North America on Disruptive Disorders,* (pp. 177-194). Philadelphia: Saunders.

Bauermeister, J. J., Salas, C. C., Matos, M., Reina, G., Avila, D., Martínez, J., & Bernal, G. (1996, November). Measures of parenting practices and stress in Hispanic families: The Parent Practices Inventory and Family Experiences Scale. Poster session presented at the CH.A.D.D. Eight Annual Conference on Attention Deficit Disorders, Chicago, Il.

Bird, H. R., Canino, G., Rubio-Stipec, M., Gould, M. S., Ribera, J. C., Sesman, M., Huertas-Goldman, S., Pagán, A., Sanchez-Lacay, A., & Moscoso, M. (1988). Estimates of the prevalence of childhood maladjustment in a community survey in Puerto Rico: The use of combined measures. *Archives of General Psychiatry,* 44, 1120-1126.

Forehand, R., Kotchick, B. A. (1996). Cultural diversity: A wake-up call for parent training. *Behavior Therapy,* 27, 187-206.

# PARTE I

## Materiales de evaluación

*Los siguientes instrumentos son para usarse en la evaluación de niños enviados a profesionales de la salud mental y en los que el motivo principal de referido se una preocupación por su comportamiento desafiante, oposicional o perturbador. Las Instrucciones generales (Formulario 1) deben ser enviadas al padre junto con la Escala de evaluación de trastornos de conducta pertubadora para padres (Formulario 4), el Cuestionario de situaciones del hogar (Formulario 6) y todo otro formulario de conducta que usted desee que el padre de familia llene acerca del niño, tal como el "Child Behavior Checklist" o el "Behavioral Assessment System for Children", discutidos anteriormente. También deben incluirse en este paquete los formularios de Información acerca del niño y la familia (Formulario 2) y el de Historial médico y de desarrollo (Formulario 3).*

*Debe enviarse por correo a los maestros un paquete separado de escalas de evaluación que incluya la Escala de evaluación de trastornos de conducta perturbadora- Formulario para maestros (Formulario 5), el Cuestionario de situaciones escolares (Formulario7) y otras escalas que usted desee que el maestro llene acerca del niño, tales como el "Child Behavior Checklist–Teacher Report Form" o el "Behavioral Assessment System for Children (Teacher Form)", según se discutió anteriormente.*

*Típicamente, una vez que estas escalas sean enviadas de vuelta, se acordará una cita formal con los padres y el niño y se les enviará a los padres el folleto acerca de Cómo prepararse para la evaluación de su niño (Formulario 8).*

*Una vez que la familia llegue a la cita, el clínico debe utilizar la Entrevista clínica - Formulario de informe para los padres (Formulario 9) al entrevistar a los padres acerca del niño. Este formulario lo llena el clínico, preguntando al padre la información relevante. A través de todo el formulario se le ofrecen al entrevistador instrucciones entre corchetes. Una vez que la entrevista haya concluido, el examinador puede entrevistar al niño mientras los padres llenan las escalas de evaluación acerca de sí mismos en la sala de espera. Estas escalas pueden incluir las*

*Escalas de evaluación de la conducta de adultos (Formularios 10 y 11), así como cualquier otra escala que usted desee usar, tal como el "Symptom Checklist–90", el "Locke-Wallace Marital Adjstment Scale", el "Parenting Stress Index" u otras discutidas anteriormente.*

*Las instrucciones para los instrumentos mencionados anteriormente se encuentran en la Parte I de este manual.*

*Las Instrucciones generales (Formulario 1) y el Historial médico y de desarrollo (Formulario 3) fueron desarrollados por mis colegas en la Clínica de TDAH del Centro Médico de la Universidad de Massachusetts: Arthur Anastopoulos, PhD, George DuPaul, PhD, Terri Shelton, PhD, y Gwenyth Edwards, PhD, así como por mí. La Entrevista clínica (Formulario 9), aquí incluida, fue revisada y adaptada de una entrevista clínica anterior que se encuentra en mi texto sobre TDAH (Barkley, 1990). Partes de esta entrevista también fueron adaptadas de otras usadas previamente en nuestras clínicas de TDAH y Psicofarmacología de Niños en el Centro Médico de la Universidad de Massachusetts. Esas entrevistas fueron diseñadas con la ayuda de mis colegas, Arthur Anastopoulos, PhD, Daniel Connor, MD, George DuPaul, PhD, Terri Shelton, PhD, y Gwenyth Edwards, PhD. Les estoy muy agradecido por permitirme adaptar partes de esas entrevistas para incluirlas en la presente. Las otras escalas de evaluación y el folleto para preparar a los padres para la evaluación, que se encuentran aquí, fueron desarrollados por mí explícitamente para este manual.*

*El autor y el editor conceden el permiso al comprador de este manual para fotocopiar estos materiales de evaluación, para el uso exclusivo del comprador en su práctica profesional y solamente para la evaluación de los niños bajo su cuidado profesional (para los detalles, vea los derechos de autor).*

*Contenido de la Parte I*

*Instrucciones generales para llenar los cuestionarios (Formulario 1)* 9
*Formulario de información acerca del niño y de la familia (Formulario 2)* 10
*Formulario de historial médico y de desarrollo (Formulario 3)* 11
*Escala de evaluación de los trastornos de conducta perturbadora Formulario para padres (Formulario 4)* 14
*Escala de evaluación de los trastornos de conducta perturbadora- Formulario para maestros (Formulario 5)* 16
*Cuestionario de situaciones del hogar (Formulario 6)* 17
*Cuestionario de situaciones escolares (Formulario 7)* 18
*Cómo prepararse para la evaluación de su niño (Formulario 8)* 19
*Entrevista clínica–Formulario de informe para los padres (Formulario 9)* 28
*Escala de evaluación de la conducta del adulto–Autoinforme de la conducta actual (Formulario 10)* 53
*Escala de evaluación de la conducta del adulto–Autoinforme de la conducta durante la niñez (Formulario 11)* 54

# INSTRUCCIONES GENERALES
# PARA LLENAR LOS CUESTIONARIOS (FORMULARIO 1)

Como parte del trámite de la solicitud de evaluación para su niño en nuestra clínica, debemos pedirle que llene los formularios incluidos acerca de su niño y de su familia. Apreciamos grandemente su disposición para llenar estos formularios. Sus respuestas nos permitirán entender mejor el comportamiento de su niño en el hogar y también sus circunstancias familiares. Al llenar los formularios, por favor siga las siguientes instrucciones lo más fielmente posible:

1. *Todos* los formularios incluidos en este paquete deben ser llenados por el padre de fami-lia que tiene la responsabilidad principal de cuidar al niño. En el caso en que los dos padres vivan con el niño, este será el padre que pase la mayor parte del tiempo con él.

2. Si el otro padre desea llenar un segundo paquete de información acerca del niño, puede hacerlo por separado pidiendo un segundo paquete de estos formularios. Puede llamar a nuestro asistente administrativo, ________________, al __________, (teléfono) y el paquete se le enviará sin demora.

3. En caso de que su niño ya esté tomando algún medicamento para ayudarle con el manejo de su conducta (tal como Ritalin) o por cualquier dificultad emocional (tal como un antidepresivo), debemos pedirle que llene los cuestionarios acerca de la conducta de su niño basándose en su comportamiento cuando está *SIN el medicamento*. Es muy probable que ocasionalmente usted observe la conducta de su niño en períodos cuando está sin el medicamento y queremos que use esos períodos de tiempo para contestar las preguntas acerca de su comportamiento. De esta manera, podemos tener una idea más clara de la verdadera naturaleza de las dificultades de su niño, sin las alteraciones producidas por el tratamiento con medicamentos que se esté usando. Sin embargo, es posible que algunos padres cuyos niños hayanmedicados por un tiempo prolongado no puedan proveernos esta información. En este caso. Sólo llene los cuestionarios basándose en la conducta de su niño, pero marque la tercera línea en blanco a continuación, para dejarnos saber que contestó basándose en la conducta de su niño cuando está usando medicamentos. Marque uno de los espacios en blanco para hacernos saber con certeza bajo qué criterios juzgó la conducta de su niño al contestar nuestros cuestionarios de conducta.

___ *Actualmente*, mi niño *no* toma ningún medicamento por problemas de conducta. Mis respuestas se basan en su conducta mientras está sin medicación.
___ *Actualmente*, mi niño *está tomando un medicamento* por problemas de conducta. Sin embargo, mis contestaciones se basan en su conducta mientras está SIN medicación.
___ *Actualmente*, mi niño *está tomando un medicamento* por problemas de conducta. Mis respuestas se basan en su conducta mientras está TOMANDO este medicamento.

Si al presente su niño está tomando medicamentos debido a dificultades de comportamiento o emocionales, por favor haga una lista de estos medicamentos a continuación:

______________________________________________________________________

Gracias por llenar estos formularios y devolverlos prontamente en el sobre adjunto.

POR FAVOR, DEVUELVA ESTE FORMULARIO JUNTO CON LOS CUESTIONARIOS COMPLETADOS.

## INFORMACION ACERCA DEL NIÑO Y DE LA FAMILIA (FORMULARIO 2)

**Nombre del niño**__________________**Fecha de nacimiento**__________**Edad**______

Dirección______________________________________________________________

(Calle) (Ciudad) (Estado) (Código postal)

Teléfono del hogar ( ) ____________ Teléfono del trabajo ( ) _________ Papá/Mamá

(Circule uno)

Escuela del niño______________________________Nombre del maestro_____________

Dirección de la escuela____________________________________________________

(Calle) (Ciudad) (Estado) (Código postal)

Teléfono de la escuela ( )_____________________________ Grado__________________

¿Está el niño en educación especial? Sí_____ No_______ Si es así, ¿qué tipo?______________

Nombre del padre____________________________ Edad_________ Educación____________

(Años)

Tipo de empleo del padre___________________________________________________

Lugar de empleo_______________________________________ Salario anual_____________

Nombre de la madre___________________________ Edad_________ Educación____________

(Años)

Tipo de empleo de la madre_________________________________________________

Lugar de empleo_______________________________________ Salario anual_____________

¿Es el niño adoptado Sí_____ No_____ Si contestó que sí, ¿a qué edad lo adoptaron?_______

¿Están los padres casados? Sí No ¿Separados? Sí No ¿Divorciados? Sí No

Médico del niño___________________________________________________________

Dirección del médico_______________________________________________________

(Calle) (Ciudad) (Estado) (Código postal)

Teléfono del médico_______________________________________________________

Por favor, haga una lista de todos los niños en su familia:

| Nombre | Edad | Grado escolar |
|---|---|---|
| | | |
| | | |
| | | |
| | | |
| | | |

## HISTORIAL MEDICO Y DE DESARROLLO (FORMULARIO 3)

### EMBARAZO Y PARTO

A. Duración del embarazo (p. ej., a término, 40 semanas, 32 semanas, etc.) ______

B. Duración del parto (número de horas desde los primeros dolores del parto hasta el nacimiento) ______

C. Edad de la madre cuando el niño nació ______

D. Peso del niño al nacer ______

E. ¿Sufrió usted alguno de los siguientes problemas durante el embarazo/ parto?

| | | |
|---|---|---|
| 1. Sangrado | No | Sí |
| 2. Aumento excesivo de peso (más de 30 lbs.) | No | Sí |
| 3. Toxemia/preclampsia | No | Sí |
| 4. Incompatibilidad del factor Rh | No | Sí |
| 5. Vómitos o náuseas frecuentes | No | Sí |
| 6. Enfermedad o lesión seria | No | Sí |
| 7. Uso de medicamentos por receta médica<br>a. Si contestó que sí, nombre del medicamento ____________________ | No | Sí |
| 8. Uso de drogas ilegales | No | Sí |
| 9. Uso de bebidas alcohólicas<br>a. Si contestó que sí, número aproximado de tragos por semana _____ | No | Sí |
| 10. Fumó cigarrillos<br>a. Si contestó que sí, número aproximado de cigarrillos por día (p. ej., ½ paquete) ______ | No | Sí |
| 11. ¿Se le dieron medicamentos para aliviar los dolores de parto?<br>a. Si contestó que sí, nombre del medicamento __________ | No | Sí |
| 12. El parto fue inducido | No | Sí |
| 13. Se usaron fórceps durante el parto | No | Sí |
| 14. Tuvo un parto de nalgas | No | Sí |
| 15. Tuvo un parto por cesárea | No | Sí |
| 16. Otros problemas – por favor describa | No | Sí |

F. ¿Sufrió su niño alguna de las siguientes condiciones durante el parto o en los primeros días después del nacimiento?

| | | |
|---|---|---|
| 1. Lesión durante el parto | No | Sí |

(cont.)

| | | |
|---|---|---|
| 2. Deficiencia cardiopulmonar durante el parto | No | |
| 3. Cordón umbilical alrededor del cuello | No | Sí |
| 4. Problemas respiratorios después del parto | No | Sí |
| 5. Necesidad de oxígeno | No | Sí |
| 6. Estuvo cianótico, se puso azul | No | Sí |
| 7. Ictericia, se puso amarillo | No | Sí |
| 8. Infección | No | Sí |
| 9. Convulsiones | No | Sí |
| 10. Se le administraron medicamentos | No | Sí |
| 11. Nació con un defecto congénito | No | Sí |
| 12. Estuvo en el hospital más de 7 días | No | Sí |

## SALUD Y TEMPERAMENTO DEL INFANTE

A. Durante los primeros 12 meses de vida, ¿cómo fue su niño?

| | | |
|---|---|---|
| 1. Difícil de alimentar | No | Sí |
| 2. Le era difícil dormirse | No | Sí |
| 3. Le daban cólicos | No | Sí |
| 4. Le era difícil ajustarse a un horario | No | Sí |
| 5. Alerta | No | Sí |
| 6. Alegre | No | Sí |
| 7. Cariñoso | No | Sí |
| 8. Sociable | No | Sí |
| 9. Fácil de consolar | No | Sí |
| 10. Difícil de mantener ocupado | No | Sí |
| 11. Sobreactivo, en constante movimiento | No | Sí |
| 12. Muy terco, retante | No | Sí |

## ACONTECIMIENTOS IMPORTANTES EN EL DESARROLLO TEMPRANO

A. ¿A qué edad logró, por primera vez, su ninõ lo siguiente?

1. Sentarse sin ayuda ______
2. Gatear ______
3. Caminar solo, sin ayuda ______

(cont.)

4. Decir palabras aisladas (p. ej., "mamá", "papá", "bola", etc.) ______
5. Poner juntas dos o más palabras (p. ej., " mamá ven") ______
6. Controlar la defecación, de día y de noche ______
7. Controlar la vejiga, de día y de noche ______

## HISTORIAL DE SALUD

A. Fecha del último examen físico del niño: ______________________

B. ¿Ha tenido, alguna vez, su niño alguno de los siguientes?

| | | | |
|---|---|---|---|
| 1. Asma | Nunca | Pasado | Presente |
| 2. Alergias | Nunca | Pasado | Presente |
| 3. Diabetes, artritis u otra enfermedad crónica | Nunca | Pasado | Presente |
| 4. Epilepsia o un desorden convulsivo | Nunca | Pasado | Presente |
| 5. Convulsiones febriles | Nunca | Pasado | Presente |
| 6. Varicelas u otras enfermedades comunes de la niñez | Nunca | Pasado | Presente |
| 7. Problemas del corazón o de la presión sanguínea | Nunca | Pasado | Presente |
| 8. Fiebres altas (de más de 103°) | Nunca | Pasado | Presente |
| 9. Huesos rotos | Nunca | Pasado | Presente |
| 10. Cortaduras severas que han requerido puntos | Nunca | Pasado | Presente |
| 11. Lesión en la cabeza con pérdida de conocimiento | Nunca | Pasado | Presente |
| 12. Envenenamiento con plomo | Nunca | Pasado | Presente |
| 13. Cirugía | Nunca | Pasado | Presente |
| 14. Hospitalización prolongada | Nunca | Pasado | Presente |
| 15. Problemas del habla o del lenguaje | Nunca | Pasado | Presente |
| 16. Infecciones crónicas de oído | Nunca | Pasado | Presente |
| 17. Dificultades de audición | Nunca | Pasado | Presente |
| 18. Problemas de los ojos o de la visión | Nunca | Pasado | Presente |
| 19. Problemas motrices finos en la escritura | Nunca | Pasado | Presente |
| 20. Dificultades motrices gruesas, torpeza | Nunca | Pasado | Presente |
| 21. Problemas de apetito (comer demasiado o muy poco) | Nunca | Pasado | Presente |
| 22. Problemas para dormir (quedarse dormido, permanecer dormido) | Nunca | Pasado | Presente |
| 23. Problemas de evacuarse encima | Nunca | Pasado | Presente |
| 24. Problemas de orinarse encima | Nunca | Pasado | Presente |
| 25. Otras dificultades de salud—por favor describa | Nunca | Pasado | Presente |

# ESCALA DE EVALUACION DE LOS TRASTORNOS DE CONDUCTA PERTURBADORA–FORMULARIO PARA PADRES (FORMULARIO 4)

**Nombre del niño** ______________________ **Edad** ________ **Fecha** ______

Formulario llenado por: ______________________________

Relación con el niño: (Circule uno)

Madre  Padre  Padrastro/Madrastra  Otro: __________(Explique)

**Instrucciones**: A continuación se presenta una lista de conductas. Circule el número que mejor describa con qué frecuencia su niño ha presentado estas conductas en los pasados 6 meses.

| | Nunca o casi nunca | Algunas veces | Frecuentemente | Muy frecuentemente |
|---|---|---|---|---|
| 1. Al hacer su trabajo escolar no logra fijar su atención en los detalles o comete errores por no tener cuidado | 0 | 1 | 2 | 3 |
| 2. Tiene dificultad para sostener su atención en las tareas o en las actividades de juego | 0 | 1 | 2 | 3 |
| 3. Parece no prestar atención cuando se le habla directamente | 0 | 1 | 2 | 3 |
| 4. No sigue instrucciones de principio a fin y no termina el trabajo asignado | 0 | 1 | 2 | 3 |
| 5. Tiene dificultad para organizar las tareas y actividades que deber llevar a cabo | 0 | 1 | 2 | 3 |
| 6. Evita tareas (p. ej., trabajo escolar, tarea escolar) que requieran esfuerzo mental | 0 | 1 | 2 | 3 |
| 7. Pierde cosas que son necesarias para llevar a cabo tareas o actividades | 0 | 1 | 2 | 3 |
| 8. Se distrae fácilmente | 0 | 1 | 2 | 3 |
| 9. Es olvidadizo en las actividades diarias | 0 | 1 | 2 | 3 |
| 10. Menea las manos o los pies o se mueve constantemente en su asiento | 0 | 1 | 2 | 3 |
| 11. Se levanta del asiento en el aula (salón de clases) o en cualquier otra situación en donde se espera que permanezca sentado | 0 | 1 | 2 | 3 |
| 12. Se trepa o corre de manera excesiva en situaciones en que es inapropiado hacerlo | 0 | 1 | 2 | 3 |
| 13. Tiene dificultad para jugar tranquilamente o para llevar a cabo actividades en su tiempo libre de manera calmada | 0 | 1 | 2 | 3 |
| 14. Está en "continuo movimiento" o "como si lo empujara un motor" | 0 | 1 | 2 | 3 |
| 15. Habla en exceso | 0 | 1 | 2 | 3 |
| 16. Contesta abruptamente antes de que otros terminen de hacerle preguntas | 0 | 1 | 2 | 3 |
| 17. Tiene dificultad para esperar su turno | 0 | 1 | 2 | 3 |

(cont.)

| | Nunca o casi nunca | Algunas veces | Frecuen-temente | Muy frecuen-temente |
|---|---|---|---|---|
| 18. Interrumpe a los demás o es entrometido | 0 | 1 | 2 | 3 |
| 19. Pierde el control (cuando se enoja o se pone bravo) | 0 | 1 | 2 | 3 |
| 20. Discute con adultos | 0 | 1 | 2 | 3 |
| 21. Desafía activamente o se niega a cumplir las peticiones o reglas de los adultos | 0 | 1 | 2 | 3 |
| 22. Hace cosas a propósito para molestar a otras personas | 0 | 1 | 2 | 3 |
| 23. Culpa a otros por sus equivocaciones o mal | 0 | 1 | 2 | 3 |
| comportamiento. | 0 | 1 | 2 | 3 |
| 24. Es susceptible o fácilmente molestado por otros. | 0 | 1 | 2 | 3 |
| 25. Se muestra enojado y resentido | 0 | 1 | 2 | 3 |
| 26. Es rencoroso o vengativo | | | | |

**Instrucciones**: Por favor, indique si su niño ha llevado a cabo cualquiera de estas actividades durante los pasados 12 meses.

| | | |
|---|---|---|
| 1. A menudo amedrentó, amenazó o intimidó a otros | No | Sí |
| 2. A menudo inició peleas físicas | No | Sí |
| 3. Usó un arma que puede causar daño físico serio a otros (p. ej., un bate, un ladrillo, una botella rota, un cuchillo o un revólver) | No | Sí |
| 4. Ha mostrado crueldad física con la gente | No | Sí |
| 5. Ha mostrado crueldad física con los animales. | No | Sí |
| 6. Ha robado mientras confronta a la víctima (p. ej., asalto, arrebatar la cartera (bolsa), extorsión o robo a mano armada) | No | Sí |
| 7. Ha forzado a alguien a una actividad sexual | No | Sí |
| 8. Ha prendido fuegos deliberadamente con la intención de causar daños serios | No | Sí |
| 9. Ha destruido deliberadamente la propiedad de otros (excepto por prender fuego) | No | Sí |
| 10. Ha entrado por la fuerza a la casa, edificio o automóvil de otra persona | No | Sí |
| 11. A menudo miente para obtener bienes o favores, o para evadir obligaciones (es decir, estafar a otros) | No | Sí |
| 12. Ha robado cosas de valor significativo sin confrontar a la víctima (p. ej., robo de tiendas sin haber entrado por la fuerza, falsificación) | No | Sí |
| 13. A menudo permanece fuera durante la noche a pesar de la prohibición de los padres<br>Si es así, ¿a qué edad comenzó esto? ___ | No | Sí |
| 14. ¿Se ha fugado del hogar, toda la noche, por lo menos dos veces mientras vivía con sus padres, en un hogar de crianza u hogar de grupo?<br>Si es así, ¿cuántas veces? ____ | No | Sí |
| 15. A menudo se ausenta de la escuela sin permiso.<br>Si es así, ¿a qué edad comenzó a hacer esto? ____ | No | Sí |

## ESCALA DE EVALUACION DE LOS TRASTORNOS DE CONDUCTA PERTURBADORA–FORMULARIO PARA MAESTROS (FORMULARIO 5)

**Nombre del niño** ______________________ **Fecha** __________

Formulario llenado por ______________________

¿Cuántas horas, aproximadamente, está usted con este niño cada día escolar? __________

¿Qué asignatura(s) le enseña con regularidad a este niño? __________

**Instrucciones**: A continuación se presenta una lista de conductas. Circule el número que mejor describa con qué frecuencia este estudiante ha presentado estas conductas en los pasados 6 meses.

| | Nunca o casi nunca | Algunas veces | Frecuentemente | Muy frecuentemente |
|---|---|---|---|---|
| 1. Al hacer su trabajo escolar no logra fijar su atención en los detalles o comete errores por no tener cuidado | 0 | 1 | 2 | 3 |
| 2. Tiene dificultad para sostener la atención en las tareas o en las actividades de juego | 0 | 1 | 2 | 3 |
| 3. Parece no prestar atención cuando se le habla directamente. | 0 | 1 | 2 | 3 |
| 4. No sigue instrucciones de principio a fin y no termina el trabajo asignado | 0 | 1 | 2 | 3 |
| 5. Tiene dificultad para organizar las tareas y actividades que debe llevar a cabo | 0 | 1 | 2 | 3 |
| 6. Evita tareas (p. ej., trabajo escolar, tarea escolar) que requieran esfuerzo mental | 0 | 1 | 2 | 3 |
| 7. Pierde cosas que son necesarias para llevar a cabo tareas o actividades | 0 | 1 | 2 | 3 |
| 8. Se distrae fácilmente | 0 | 1 | 2 | 3 |
| 9. Es olvidadizo en las actividades diarias | 0 | 1 | 2 | 3 |
| 10. Menea las manos o los pies o se mueve constantemente en su asiento | 0 | 1 | 2 | 3 |
| 11. Se levanta del asiento en el aula (salón de clases) o en cualquier otra situación en que se espera que permanezca sentado | 0 | 1 | 2 | 3 |
| 12. Se trepa o corretea de manera excesiva en situaciones en que es inapropiado hacerlo | 0 | 1 | 2 | 3 |
| 13. Tiene dificultad para jugar tranquilamente o para llevar a cabo actividades en su tiempo libre de manera calmada | 0 | 1 | 2 | 3 |
| 14. Está en "continuo movimiento" o "como si lo empujara un motor" | 0 | 1 | 2 | 3 |
| 15. Habla en exceso | 0 | 1 | 2 | 3 |
| 16. Contesta abruptamente antes de que otros terminen de hacerle preguntas | 0 | 1 | 2 | 3 |
| 17. Tiene dificultad para esperar su turno | 0 | 1 | 2 | 3 |
| 18. Interrumpe a los demás o es entrometido | 0 | 1 | 2 | 3 |
| 19. Pierde el control (cuando se enoja o se pone bravo) | 0 | 1 | 2 | 3 |
| 20. Discute con adultos | 0 | 1 | 2 | 3 |
| 21. Desafía activamente o se niega a cumplir con las peticiones o reglas de los adultos | 0 | 1 | 2 | 3 |
| 22. Hace cosas a propósito para molestar a otras personas | 0 | 1 | 2 | 3 |
| 23. Culpa a otros por sus equivocaciones o mal comportamiento | 0 | 1 | 2 | 3 |
| 24. Es susceptible o fácilmente molestado por otros | 0 | 1 | 2 | 3 |
| 25. Se muestra enojado y resentido | 0 | 1 | 2 | 3 |
| 26. Es rencoroso o vengativo. | 0 | 1 | 2 | 3 |

# CUESTIONARIO DE SITUACIONES DEL HOGAR (FORMULARIO 6)

**Nombre del niño** ________________________________ **Fecha** ____________

Nombre de la persona que llena este formulario ________________________________

**Instrucciones**: ¿Presenta su niño algún tipo de problema obedeciendo instrucciones, órdenes o reglas, en alguna de las siguientes situaciones? De ser así, su respuesta sería Sí. Luego, circule el número 1 al 9, que describe cuán severo es el problema para usted. Por ejemplo, si el problema es leve para usted, podría escoger el número 1 o el 2. Si el problema es severo, podría escoger el número 8 o el 9. Si el problema no es ni leve ni severo, podría escoger un número entre el 3 y el 7. Si su niño no presenta un problema en alguna situación, circule No y continúe con la próxima situación en la lista.

| | | | *Si contestó que Sí, ¿cuán severo?* | | | | | | | | |
|---|---|---|---|---|---|---|---|---|---|---|---|
| Situaciones | Sí/No | | Leve | | | | | | | | Severo |
| Al asearse y bañarse, ¿presenta su niño algún tipo de problema obedeciendo instrucciones, órdenes o reglas? | Sí | No | 1 | 2 | 3 | 4 | 5 | 6 | 7 | 8 | 9 |
| Al jugar solo, ¿presenta su niño algún tipo de problema obedeciendo instrucciones, órdenes o reglas? | Sí | No | 1 | 2 | 3 | 4 | 5 | 6 | 7 | 8 | 9 |
| Al jugar con otros niños | Sí | No | 1 | 2 | 3 | 4 | 5 | 6 | 7 | 8 | 9 |
| Durante las comidas | Sí | No | 1 | 2 | 3 | 4 | 5 | 6 | 7 | 8 | 9 |
| Al vestirse o al desvestirse | Sí | No | 1 | 2 | 3 | 4 | 5 | 6 | 7 | 8 | 9 |
| Cuando usted está hablando por teléfono | Sí | No | 1 | 2 | 3 | 4 | 5 | 6 | 7 | 8 | 9 |
| Al mirar la televisión | Sí | No | 1 | 2 | 3 | 4 | 5 | 6 | 7 | 8 | 9 |
| Cuando usted recibe visitas en su hogar | Sí | No | 1 | 2 | 3 | 4 | 5 | 6 | 7 | 8 | 9 |
| Cuando usted está de visita en el hogar de alguien | Sí | No | 1 | 2 | 3 | 4 | 5 | 6 | 7 | 8 | 9 |
| En lugares públicos (restaurantes, tiendas, iglesia, etc.) | Sí | No | 1 | 2 | 3 | 4 | 5 | 6 | 7 | 8 | 9 |
| Cuando el padre está en el hogar | Sí | No | 1 | 2 | 3 | 4 | 5 | 6 | 7 | 8 | 9 |
| Cuando se le pide que haga las tareas escolares | Sí | No | 1 | 2 | 3 | 4 | 5 | 6 | 7 | 8 | 9 |
| Cuando se le pide que haga tareas del hogar | Sí | No | 1 | 2 | 3 | 4 | 5 | 6 | 7 | 8 | 9 |
| A la hora de acostarse | Sí | No | 1 | 2 | 3 | 4 | 5 | 6 | 7 | 8 | 9 |
| Mientras está en el automóvil | Sí | No | 1 | 2 | 3 | 4 | 5 | 6 | 7 | 8 | 9 |
| Cuando está con la persona que lo cuida o niñera | Sí | No | 1 | 2 | 3 | 4 | 5 | 6 | 7 | 8 | 9 |

------------------------------------Para uso de la oficina solamente-----------------------------------

Número total de situaciones problemáticas ________ Puntuación media de severidad ______

## CUESTIONARIO DE SITUACIONES ESCOLARES (FORMULARIO 7)

**Nombre del niño** ______________________________ **Fecha** ________

Nombre de la persona que llena este formulario ______________________________

**Instrucciones**: ¿Presenta este niño algún tipo de problema obedeciendo instrucciones, órdenes o reglas, en alguna de las siguientes situaciones? De ser así, su respuesta sería Sí. Luego, circule el número, del 1 al 9, que describe cuán severo es el problema para usted. Si el niño no presenta un problema en alguna situación, circule No y continúe con la próxima situación de la lista.

| Situaciones | Sí/No | | *Si contestó que Sí, ¿cuán severo?* Leve | | | | | | | | Severo |
|---|---|---|---|---|---|---|---|---|---|---|---|
| Al llegar a la escuela | Sí | No | 1 | 2 | 3 | 4 | 5 | 6 | 7 | 8 | 9 |
| Durante el trabajo en su pupitre (escritorio) | Sí | No | 1 | 2 | 3 | 4 | 5 | 6 | 7 | 8 | 9 |
| Durante actividades en grupos pequeños | Sí | No | 1 | 2 | 3 | 4 | 5 | 6 | 7 | 8 | 9 |
| Durante el tiempo libre para jugar en el aula | Sí | No | 1 | 2 | 3 | 4 | 5 | 6 | 7 | 8 | 9 |
| Mientras se da la clase al grupo | Sí | No | 1 | 2 | 3 | 4 | 5 | 6 | 7 | 8 | 9 |
| En el recreo | Sí | No | 1 | 2 | 3 | 4 | 5 | 6 | 7 | 8 | 9 |
| En el almuerzo | Sí | No | 1 | 2 | 3 | 4 | 5 | 6 | 7 | 8 | 9 |
| En los pasillos | Sí | No | 1 | 2 | 3 | 4 | 5 | 6 | 7 | 8 | 9 |
| En el servicio sanitario | Sí | No | 1 | 2 | 3 | 4 | 5 | 6 | 7 | 8 | 9 |
| En las excursiones | Sí | No | 1 | 2 | 3 | 4 | 5 | 6 | 7 | 8 | 9 |
| Durante asambleas o reuniones especiales | Sí | No | 1 | 2 | 3 | 4 | 5 | 6 | 7 | 8 | 9 |
| En el autobús | Sí | No | 1 | 2 | 3 | 4 | 5 | 6 | 7 | 8 | 9 |

-------------------------------------Para uso de la oficina solamente-----------------------------------

Número total de situaciones problemáticas ________ Puntuación media de severidad _______

# COMO PREPARARSE PARA LA EVALUACION DE SU NIÑO (FORMULARIO 8)

El llevar a su niño a una evaluación con un profesional de salud mental es una decisión muy importante para cualquier padre. Muchos padres no saben qué esperar de tal evaluación ni lo que deben hacer para estar bien preparados. Por eso le estamos enviando este folleto. Le dará una idea de cómo prepararse para la evaluación de su niño, de manera que el tiempo que esté con el profesional pueda usarse de la mejor manera posible.

## COMO PREPARARSE

Al tomar la decisión de solicitar nuestra ayuda profesional, considere qué le preocupa en este momento acerca del comportamiento de su niño. Por lo general, estas preocupaciones reflejan problemas con el ajuste de comportamiento, emocional, familiar, escolar o social de su niño. Mientras espera la fecha de la cita, tome tiempo para sentarse con un papel y haga una lista con las respuestas a las si-guientes preguntas, en aquellas áreas que le puedan preocupar. Esto puede ayudar a aclarar sus ideas acerca de las dificultades del niño. También puede hacer que la evaluación fluya con suavidad y con mayor rapidez, tal vez ahorrándole tiempo (y dinero) en el proceso (los profesionales usualmente cobran por el cuarto de hora de su tiempo). Las siguientes son las áreas a considerar:

1. ¿Qué es lo que más le preocupa de su niño ahora? No entre en una explicación larga, solamente haga una lista de las áreas más problemáticas. Esto ayuda a identificar, primero, si los problemas son principalmente en la casa, en la escuela, en el vecindario o la comunidad, con otros niños o en todas estas áreas. Use estas áreas como encabezamientos en su lista. Para facilitar que un profesional le ayude, es importante que sea específico. ¿Qué, específicamente, es lo que le preocupa de su niño en esas áreas? Bajo "Problemas en el hogar", anote aquellas conductas problemáticas que usted cree que son inapropiadas para la edad de su niño. Esto es, aquellos problemas que parecen ocurrir más a menudo o en un grado que va más allá de lo que usted piense que es típico o normal en los niños de esta edad. Aunque considere que no son tan inapropiados para su edad, si le preocupan, escríbalos de todas maneras, pero indíquelo así al lado del ítem. Ahora haga lo mismo con "Problemas escolares" y con el resto de los encabezamientos (Vecindario, Compañeros y otras áreas problemáticas). Guarde esta lista y llévela con usted a su cita con el profesional.

2. Al dorso de ese papel, o en un papel nuevo si es que ese ya está lleno, escriba los encabezamientos principales y añada a la lista cualquier cosa que le venga a la mente en la que el niño tenga dificultades y que podría indicar un problema para él: Salud (problemas médicos crónicos o recurrentes), Inteligencia o desarrollo mental, Desarrollo en la coordinación motriz, Problemas con los sentidos (tales como visión, audición, etc.), Habilidades en el aprendizaje académico (tales como lectura, matemáticas, etc.), Ansiedad o temores, Depresión, Agresión hacia otros, Hiperactividad, Atención pobre y Conducta antisocial (tales como mentir, robar, encender fuegos, fugarse del hogar, etc.). Tal vez haya incluido algunos de éstos anteriormente en el #1, pero puede ser útil reorganizarlos en estas nuevas categorías para la evaluación profesional de su niño.

(cont.)

3. Algunos padres sienten vergüenza de hablar de algunas de sus preocupaciones con los profesionales. A menudo, éstas tienen que ver con problemas familiares que los padres creen que contribuyen a los problemas de comportamiento o emocionales de su niño, pero que no están muy dispuestos a compartir con otros. Problemas tales como alcoholismo o abuso de sustancias de uno de los padres, problemas matrimoniales que crean conflictos frecuentes entre los padres y pueden culminar en maltrato del niño, episodios de disciplina excesiva o de castigo físico que puedan indicar maltrato del niño y sospechas de abuso sexual, son sólo algunas de las muchas áreas que los padres pueden vacilar en divulgar a un profesional que es un extraño para ellos. Sin embargo, los padres deben comprender que estos problemas son asuntos extremadamente importantes. El profesional de salud mental debe tener conocimiento de ellos y tomarlos en consideración en su intento de diagnosticar y tratar a los niños. Si no se divulga esta información, puede aumentar la posibilidad de que el profesional se equivoque en el diagnóstico, en la formulación de asuntos importantes en el caso y en la planificación del tratamiento, porque intencionalmente se le está ocultando información acerca de asuntos que tienen relación directa con la comprensión total del caso.

4. Si fuera posible, hable con los maestros y anote las principales preocupaciones que ellos tienen acerca del ajuste de su niño en la escuela. Nuevamente, guarde esta lista y llévela a la cita de su niño con el profesional.

5. Tome otro papel y haga una lista de cualquier problema que usted crea que está ocurriendo en su familia además de aquellos problemas de su niño. Si le resulta más fácil, use los siguientes encabezamientos: Problemas *personales* (cosas que le están molestando acerca de usted), Problemas *matrimoniales,* Problemas *económicos,* Problemas *con familiares,* Problemas relacionados a su *trabajo* o al de su cónyuge, Problemas con *otros niños* en la familia y Problemas de *salud* que tenga usted o su cónyuge. Lleve esta lista a la cita.

Estas listas son similares a las áreas que más probablemente se cubrirán en la entrevista que el profesional tendrá con usted. Mientras espera la cita, mantenga las listas a mano en su hogar y vaya añadiéndoles ítems según vayan surgiendo. Estas listas ayudarán a enfocar la evaluación rápidamente en las áreas de preocupación más importantes acerca de su niño y su familia. Probablemente, también ayuden a acelerar la evaluación y a no desviar la atención de la misma. Hacer estas listas puede ayudarle a aclarar sus propios pensamientos acerca de su situación actual y acerca de los problemas de su niño. Finalmente, éstas le ayudarán a aumentar la utilidad de la evaluación para usted y para su niño. Esto puede resultar en que el profesional tenga mayor respeto y apreciación hacia usted, un cliente que ha venido bien preparado para la evaluación.

## LA EVALUACION

Es probable que la entrevista clínica con ustedes, los padres (y, en menor grado, con su niño), sea el componente más importante de una evaluación profesional abarcadora del niño. Otros elementos importantes son los cuestionarios de conducta llenados acerca de su niño, una entrevista con sus maestros y cuestionarios similares de conducta acerca del niño, llenados por sus maestros.

(cont.)

## ¿Qué información necesitaremos de ustedes para realizar la evaluación?

¡Mucha! Antes de que los profesionales puedan identificar o diagnosticar problemas de comportamiento, emocionales o de aprendizaje de un niño, deben recoger una gran cantidad de información acerca de él y de la familia, cernir esta información buscando la presencia de cualquier desorden psicológico, determinar cuán serios podrían ser los problemas, descartar o incluir otros trastornos o pro-blemas que el niño pueda tener y considerar qué recursos están disponibles en su área para lidiar con estos problemas. Además, se discutirá con usted si su niño también necesita pruebas educativas o psicológicas por cualquier problema que tuviera en el aprendizaje o en el desarrollo, además de los problemas de conducta. Esto será discutido con usted en el día de su cita y se le referirá a otro psicó-logo o especialista educativo para esta evaluación adicional. Puede esperar que nuestra evaluación dure un promedio de 2.5 a 4 horas.

## ¿Qué más necesita para completar la evaluación?

Muchas veces nuestros profesionales necesitan información de otras personas que conocen a su niño, además de la información que usted nos dé. Puede pedírsele que: (1) dé su permiso para que el profesional obtenga los informes de evaluaciones previas que pudieran habérsele hecho al niño; (2) permita al profesional que se ponga en contacto con el médico de cabecera (pediatra, neurólogo) que trata a su niño, para obtener información adicional acerca de su estado de salud y tratamiento con medicamentos, si lo hubiera; (3) provea resultados de las evaluaciones educativas más recientes llevadas a cabo en la escuela del niño; (4) inicie una de estas evaluaciones escolares, si es que no se le ha hecho ninguna, y si una de sus preocupaciones es acerca del ajuste escolar de su niño; (5) llene los cuestionarios de conducta acerca de su niño que deben de habérsele enviado por correo con anterioridad; (6) devuelva estos formularios antes de la fecha de la cita; (7) dé permiso para que los maestros de su niño llenen cuestionarios de conducta similares, los cuales les serán enviados por correo y (8) dé permiso para que el profesional obtenga cualquier información de las agencias de servicio social que puedan estar involucradas en proveer servicios a su niño.

No existe casi ninguna razón para que usted les niegue a nuestros profesionales su permiso para obtener la información descrita anteriormente de otras fuentes o para que se niegue a llevar a cabo los procedimientos que se le han pedido. Sin embargo, en raras ocasiones,tal vez pueda desear una segunda opinión imparcial acerca de los problemas de su niño. Esto puede ocurrir, por ejemplo, en el caso de que ya tenga una evaluación de la escuela o de otro profesional con la que usted está en desacuerdo. En tales casos, usted puede perdirnos que no obtengamos los expedientes del otro profesional o de cualquiera de las evaluaciones escolares. De ser así, por favor explique por qué está negando su permiso para que obtengamos estas fuentes particulares de información, de manera que podamos tener una visión más clara de los asuntos envueltos en su petición de esta nueva evaluación con nosotros. Sin embargo, en la mayoría de los casos no debería negarles a nuestros profesionales el acceso a la información que los maestros de su niño puedan proveernos, aún si usted no está de acuerdo con esos maestros. El no permitirles hablar con los maestros del niño disminuye en gran medida la capacidad de esos profesionales de entenderlo. Esto les impide obtener información del segundo cuidoador más importante en la situación actual de su niño. Si no está de acuerdo con lo que un maestro haya dicho acerca del niño, explíqueselo a los profesionales antes de que se pongan en contacto con la escuela para que ellos puedan tomar en consideración este desacuerdo al hablar con el maestro.

(cont.)

## ¿Qué pasa el día de la cita?

Varias cosas. Usted va a ser entrevistado acerca de su niño por un período de 1 a 2 horas y muy probablemente también se entrevistará a su niño. La entrevista con usted es la más importante. Es probable que se le pida que llene algunos cuestionarios de conducta, si es que no se le habían enviado con anterioridad a la cita. Es posible que también se le administren pruebas a su niño, si surgen asuntos que requieran ser contestados acerca de su inteligencia, lenguaje y destrezas académicas u otras habilidades mentales (tales como memoria, destrezas motrices, etc.).

## La entrevista con los padres

La entrevista con usted, el padre, es una parte indispensable de la evaluación de su niño. Es muy probable que no haya otro adulto que tenga tanta riqueza de conocimiento acerca de este niño, que conozca la historia de sus interacciones o que simplemente haya pasado tanto tiempo con él, como usted. Cuando sea posible, ambos padres deben asistir a la entrevista, pues cada uno tiene una perspectiva única acerca de los problemas del niño. Si el trabajo u otras razones le impiden a uno de los padres asistir, el padre que va a asistir a la evaluación debe hablar con su pareja el día antes y anotar sus preocupaciones y opiniones acerca del niño, para llevarlas a la evaluación el próximo día. Usualmente no es necesario que los hermanos y hermanas asistan a esta primera eva-luación. En algunos casos, puede pedírseles a los hermanos asistir a una segunda cita si el profesional considera necesario obtener la opinión de ellos acerca de los conflictos específicos de la familia o de los problemas que estén teniendo con el niño que está siendo evaluado.

La entrevista con usted tiene varios propósitos. Primero, establece una relación importante entre usted y el profesional, y también entre el niño y el profesional, qué le ayudará y le hará sentirse más cómodo con el resto de la evaluación. Segundo, la entrevista provee una fuente de información de gran valor acerca del niño y de la familia. En particular, le brinda al profesional su opinión acerca de los problemas aparentes de su niño y enfoca la atención en las etapas posteriores de la evaluación. Esta es su oportunidad de exponerle a un profesional de conocimientos amplios sus preocupaciones acerca de su niño. No se a tímido, no tenga vergüenza o reservas. Cuanto más información le pueda proveer al profesional, más completa será la comprensión que éste tendrá de los problemas de su niño y mayores serán las pro-babilidades de un diagnóstico acertado. Use las listas que hizo mientras esperaba la fecha de la cita, de manera que no se olvide de las cosas de las que quería hablar. Tercero, a menudo la entrevista puede revelar cuánta angustia les están causando a usted y a su familia los problemas del niño. Además, le da al profesional una idea de cómo usted se siente en el papel de padre. Cuarto, la entrevista puede comenzar a revelar información importante sobre su relación con el niño, la cual puede ser importante para identificar algunos factores potenciales que contribuyen al problema de su niño. Pero dos de los propósitos más importantes de esta evaluación son el de determinar un diagnóstico de los problemas de su niño y el de proveerle a usted recomendaciones razonables de tratamiento.

Es probable que el profesional tome apuntes durante la conversación con usted. También anotará sus propias observaciones acerca de usted y de cómo se comporta su niño mientras están juntos en la clínica. Aunque estos apuntes pueden ser de ayuda para formular ciertas ideas acerca de los problemas de su niño, que posiblemente se discutan con usted más adelante, no serán enfatizadas excesivamente por nuestros profesionales. El comportamiento de su niño en la oficina, en general no es muy útil en comunicarnos cómo es probable que se comporte en el hogar o en la escuela. En general, las investigaciones

(cont.)

con niños que tienen problemas de conducta han demostrado que es probable que muchos de ellos se comporten normalmente durante esta evaluación. Tal comportamiento normal no será interpretado por nuestros profesionales como indicativo de que su niño no tiene problemas. Sin embargo, si manifiesta un nivel alto de comportamiento inatento, hiperactivo o desafiante durante la evaluación, esto puede ser más informativo, pues tal comportamiento es poco usual en niños normales y pudiera indicar la posibi-lidad de que su niño tenga problemas similares en la escuela.

A algunos de nuestros profesionales les gusta tener al niño presente durante la entrevista con usted. En parte, esto es para tener una idea de cómo se llevan ustedes dos. Esto es bueno siempre y cuando a su niño no le moleste la naturaleza de las preguntas y las respuestas que usted dé. Algunos padres no se sienten cómodos con esta situación pues no quieren hablar de los problemas del niño delante de él, al menos por el momento. Si usted siente que tener a su niño presente durante la entrevista le inhibirá y le hará ser menos franco con sus opiniones y preocupaciones, entonces simplemente notifíqueles a los profesionales, de una manera cortés, cómo se siente acerca de este asunto. Esto debe hacerse el primer día de la evaluación. Seguir sus deseos no debe presentar un problema para nosotros.

INFORMACIÓN ACERCA DE SU NIÑO

La entrevista probablemente comenzará con una explicación acerca de los procedimientos que se van a llevar a cabo como parte de esta evaluación y el tiempo que se espera que tome. Si no se ha hablado ya, entonces debe discutirse con usted el costo estimado de la evaluación y la manera en que los honorarios van a ser abonados (p. ej., seguros, pago personal, etc.). En este momento, nuestros profesionales pueden indicarle que, aunque la mayor parte de lo que usted diga es confidencial (sin su permiso, no pueden divulgar a nadie lo que usted ha dicho), las leyes pueden poner límites a este privilegio. Estos límites tienen que ver con informes de abandono o abuso de niños. Si usted menciona tal información al profesional, es posible que éste se vea obligado por las leyes de notificar esta información al estado, usualmente al Departamento de Servicios Sociales. El clínico le informará acerca de tales límites el día de la evaluación.

La entrevista continuará probablemente con una discusión de las preocupaciones acerca de su niño. Usted puede referirse a las notas que hizo para traer a la cita. Probablemente se le pedirá que dé algunos ejemplos específicos de la conducta de su niño, que ilustren por qué le preocupa a usted dicha conducta. Por ejemplo, si dice que está preocupado porque su niño es muy impulsivo, se le puede pedir que dé algunos ejemplos de esta conducta impulsiva. Esto no se hace para poner en duda su opinión, sino para ayudar al entrevistador a ver cómo usted llegó a ella. Cuando se le pregunte, provea toda la información que pueda. También se le puede preguntar cómo está manejando el comportamiento problemático de su niño actualmente y si su cónyuge está usando un enfoque diferente. Es común que los niños con problemas de conducta se comporten mejor con el padre que con la madre. Está bien que describa esas diferencias, pues no significan que usted o su cónyuge estén haciendo algo incorrecto o que estén causando los problemas de su niño.

Se le harán preguntas acerca de cuándo fue la primera vez que se dio cuenta de los problemas de su niño y por cuánto tiempo han estado ocurriendo cada una de las áreas principales de problemas. Trate de ser tan específico como su memoria le permita. Nuevamente, el tomar notas acerca de esto antes de la cita puede ayudarle a recordar mejor esta información cuando se le pregunte. Esto naturalmente lleva a preguntas acerca de los tipos de asistencia profesional previa que usted pueda haber obtenido y de si es posible que el entrevistador se ponga en contacto con estos otros profesionales para obtener

(cont.)

más detalles acerca de su niño y su familia. A nuestros profesionales les gusta preguntar a los padres qué creen que ha llevado a su niño a desarrollar estos problemas. Si tiene una opinión acerca de qué causó los problemas de su niño, está bien que lo diga, pero no tenga temor de decir simplemente que no sabe. El profesional sólo quiere ver si usted le puede proveer alguna idea adicional acerca de la causa de las dificultades de su niño. Recuerde, como profesionales no sabemos las causas exactas de todos los problemas de conducta de los niños, aunque tenemos mucha información que nos puede ayudar a reducir las posibilidades. Algunas veces simplemente no se puede decir con seguridad por qué ciertos niños se comportan de la manera en que lo hacen. No sienta que tiene que ocurrírsele una explicación mejor para la conducta de su niño.

Si llenó los formularios de evaluación de conducta y los devolvió antes de la cita, es posible que el profesional quiera revisar algunas de las respuestas con usted ahora, especialmente aquéllas que quizás no estén muy claras para él. Si el profesional no las revisa, quizás usted le quiera preguntar si tiene alguna duda acerca de sus respuestas en los formularios. Posiblemente también se le pregunte acerca de algunas de las respuestas en los formularios que se les enviaron a los maestros de su niño. Si tiene curiosidad, puede pedir que se le enseñen las respuestas de los maestros en estos formularios. Usted tiene derecho a ver lo que el maestro ha dicho. Pídale al profesional que le explique cualquier cosa que le parezca confusa acerca de estos formularios y de las contestaciones de los maestros.

El profesional también hablará con usted acerca de cualquier problema que su niño tenga en diferentes áreas del desarrollo. Usualmente, le preguntamos a los padres acerca del desarrollo de sus niños en cuanto a salud física, habilidades sensoriales y motrices, lenguaje, pensamiento, intelecto, logros académicos, destrezas de autoayuda tales como vestirse y bañarse, comportamiento social, problemas emocionales y relaciones familiares. Probablemente se le pregunten cosas similares. Muchos profesionales también revisarán con usted una variedad de problemas de conducta o de síntomas de otros problemas psiquiátricos, para ver si su niño pudiera estar presentando estas dificultades. Simplemente sea sincero e indique si estos síntomas están o no están presentes y en qué grado.

Debido a que nuestros profesionales están tratando de evaluar los problemas de su niño, es probable que tomen la mayor parte o todo el tiempo con usted tratando de identificar las áreas que le preocupan a usted acerca de su niño. Esto está bien. Pero nuestros profesionales también le quieren preguntar acerca de todas las posibles fortalezas que tenga su niño en cualquiera de las áreas discutidas anteriormente o en algún pasatiempo, deporte o asignaturas escolar, en particular. Si el profesional no le pregunta, entonces mencione algunas usted mismo para que pueda darle una descripción más completa y equilibrada de su niño. También nos gustaría tener la oportunidad de preguntarle a los padres acerca de posibles intereses especiales, privilegios y recompensas que su niño disfruta. Casi siempre podemos usar esta información más adelante, si tenemos que establecer un programa de refuerzos como parte de nuestro adiestramiento a los padres en el manejo de la conducta de los niños.

En algún momento de la entrevista, es posible que el profesional revise con usted el historial médico y de desarrollo de su niño. Ya habrá llenado un formulario acerca de esto antes de la cita, pero es posible que se desee revisar las contestaciones con usted como parte de la entrevista.

Es esencial que el profesional discuta con usted el historial escolar de su niño. Muchos de los niños que nos son refendos tienen dificultades para ajustarse a las exigencias de la escuela. Es probable que se le pregunte acerca de la edad en que comenzó en el kindergarten, a qué escuela asistió y cuánto progresó

(cont.)

a lo largo de los grados y escuelas subsiguientes. Es probable que se le hagan preguntas acerca de los tipos de evaluaciones especiales que haya recibido, y ubicaciones de educación especial, si se han hecho, y de si la escuela ha llevado a cabo alguna evaluación en equipo. En caso de que no se le haya hecho tal tipo de evaluación, posiblemente se le pida que usted pida una en caso de que su niño tenga problemas escolares que lo hagan elegible para uno de los servicios formales de educación especial. También se le harán preguntas acerca de las preocupaciones específicas que le hayan comunicado los maestros acerca de la actuación escolar del niño, tanto ahora como en el pasado. Si ha repetido algún grado o ha sido suspendido o expulsado, dígaselo al profesional. También nos gusta preguntarles a los padres acerca de la relación que tienen actualmente con el personal de la escuela que trabaja con su niño. ¿Es una relación de amistad y apoyo, o conflictiva? ¿Existe una comunicación abierta y razonablemente clara, o limitada y hostil? Esto nos ayuda mucho a prepararnos para contactos con el personal escolar que puedan ser necesarios en el futuro. Si al profesional se le olvida preguntar acerca de esto, quizás usted quiera traer el tema para que él tenga una idea más clara de su relación previa con el personal de la escuela.

Es posible que se le pida permiso escrito para que el profesional se comunique con la escuela de su niño, en caso de que no se haya obtenido previamente. En la mayoría de las circunstancias, es conveniente que usted dé el consentimiento, pues al profesional se le hace muy difícil evaluar plenamente los problemas de su niño sin tener acceso a la información de la escuela. Si no quiere hacerlo, asegúrese de darles a los profesionales una explicación clara de sus razones, para que no piensen equivocadamente que usted es irrazonablemente hostil con ellos o con la escuela.

INFORMACION ACERCA DE USTED Y DE SU FAMILIA

Los profesionales saben que muchas de las familias de niños con problemas de conducta están bajo más estrés que otras familias y que posiblemente los padres tengan más problemas personales que la mayoría de los padres cuyos niños no tienen problemas de conducta. No se ofenda si se le hacen preguntas personales de ese tipo. La información acerca de usted y de su familia puede ayudar en gran medida al profesional a entender mejor los problemas de su niño y a desarrollar recomendaciones de tratamiento que le sean de mayor utilidad a usted. También le puede indicar al entrevistador si usted necesita alguna ayuda adicional para sus problemas o los problemas de su familia. Es probable que se le hagan preguntas acerca de su propio trasfondo, educación y ocupación, como también acerca de los de su cónyuge. El profesional le puede preguntar si usted o su cónyuge han tenido algún problema psiquiátrico, en el aprendizaje, en el desarrollo o algún problema médico crónico. Típicamente, también se les pregunta a los padres durante tales evaluaciones si ellos están teniendo problemas maritales y cual pudiera ser la naturaleza de éstos. Todas estas preguntas personales son rutinarias e importantes, así que por favor contéstelas tan honestamente como pueda.

Le preguntaremos acerca de otros niños en la familia inmediata y de cualquier problema psicológico, educacional, en el desarrollo u otros, que estos hermanos pudieran estar teniendo.

Antes de que se termine la entrevista con usted, tome un minuto para repasar los apuntes que trajo, para ver si todas sus preocupaciones han sido discutidas con el profesional que está viendo. Comparta con el profesional cualquier información adicional en estos apuntes o cualquier cosa que usted sienta que pueda ser de ayuda para un mejor entendimiento de su niño y su familia. Su sinceridad y apertura serán respetadas y apreciadas por nuestro personal profesional.

(cont.)

## La entrevista con el niño

En algún momento durante la evaluación, dependiendo de la edad de su niño y de su inteligencia, el profesional lo entrevistará y llevará a cabo observaciones informales de su apariencia, conducta y destrezas en el desarrollo. Esta entrevista sirve casi los mismos propósitos que la entrevista con usted. Sin embargo, no debe darle mucho énfasis a la información que obtenemos en esta entrevista. Como se mencionó anteriormente, tales observaciones informales de la conducta de su niño durante la entrevista pueden no ser típicas de su comportamiento en la casa o en la escuela. Nuestros profesionales no cometerán el error de darle demasiado peso a las observaciones de su niño en nuestra clínica. No se sorprenda si ve que se comporta bien durante esta evaluación y no se preocupe por eso.

Probablemente se le hagan a su niño muchas preguntas generales. Es probable que tengan que ver con las siguientes áreas:

1. ¿Cuánto sabe él del por qué de la visita de hoy con el entrevistador y qué le han dicho los padres acerca de la razón de la visita?
2. ¿Cuáles son sus pasatiempos, programas de televisión, deportes o animales favoritos?
3. ¿A cuál escuela asiste, quiénes son sus maestros, qué tipo de asignaturas toma en la escuela y cuál le gusta más? Si el niño tiene una ejecución pobre en alguna asignatura, ¿qué razones da para explicar sus dificultades?
4. ¿El niño, ¿se ve a sí mismo como que está teniendo algún problema de conducta en el aula? ¿qué tipos de disciplina recibe el niño de los maestros para cualquiera de esos problemas de conducta?
5. ¿Cómo piensa que es aceptado por los otros niños en la escuela?
6. ¿Qué percepción tiene el niño acerca de cualquiera de los problemas que usted le ha planteado al profesional?
7. ¿Qué le gustaría a su niño que cambiara o mejorara en el hogar o en la escuela?
8. El profesional puede entonces preguntarle al niño si él piensa que tiene algún problema de conducta. Si contesta que sí, es probable que se le pregunte por qué, y qué piensa que está causando este patrón de conducta.

Nuestros profesionales están conscientes de que los niños se destacan por informar menos sus dificultades y que es probable que así lo hagan en esta parte de la entrevista. Por lo tanto, el profesional no usará las respuestas de su niño para determinar si, de hecho, tiene un trastorno de conducta, en el aprendizaje o emocional.

Algunos de nuestros profesionales encuentran de ayuda el dejar al niño jugar, pintar o simplemente explorar la oficina durante esta entrevista, particularmente si es más pequeño. Otros le pueden preguntar una serie de oraciones incompletas, dejando que los niños llenen los blancos con sus propias contestaciones. Esto puede ser una manera menos directa de conocer los sentimientos de los niños acerca de ellos mismos y de otras características de sus vidas.

## La entrevista con el maestro

La entrevista con el maestro es una parte esencial de la evaluación de su niño, aunque no necesariamente se lleve a cabo en el mismo día. Después de los padres, son pocos los adultos que hayan estado

(cont.)

tanto tiempo con el niño como los maestros, particularmente si está en edad de escuela elemental. Las opiniones que los maestros tienen de los niños son una parte sumamente importante de la evaluación de cualquier niño y serán obtenidas por nuestros profesionales, en la mayoría de los casos. En todas las circunstancias, excepto en las más inusuales, es conveniente que usted dé su consentimiento para este intercambio de información, pues se hace en el mejor interés de la evaluación de su niño. Esta entrevista probablemente se hará por teléfono.

Con mucha probabilidad se les preguntará a los maestros acerca de los problemas de conducta y académicos actuales de su niño. También posiblemente se discuta la relación con sus compañeros. Además, se hablará acerca de cómo actúa en diversas situaciones escolares, especialmente en aquéllas en las cuales hay que hacer trabajos. También nos gusta preguntar a los maestros acerca de situaciones que conllevan supervisión limitada o ninguna supervisión, tales como durante el recreo, almuerzo o asambleas especiales; mientras está en los pasillos o en el baño; o en el autobús. El profesional también podría preguntar qué están haciendo los maestros actualmente para manejar los problemas del niño. Se debe discutir brevemente su desempeño en cada una de las asignaturas académicas. El profesional podría preguntar si su niño ha recibido una evaluación de un equipo multidisciplinario como parte de sus derechos bajo las leyes estatales. En caso de que no haya recibido tal evaluación, el profesional podría preguntarle al maestro si recomienda que se le haga una, en caso de que se necesiten recursos de educación especial para ayudar a su niño.

## RESUMEN

Las entrevistas con usted y con su niño, y la comunicación con sus maestros, forman una parte indispensable de nuestra evaluación. Estas entrevistas proveen un caudal de información útil para llegar a un diagnóstico y para planificar tratamientos para su niño, que sencillamente no se puede obtener de ninguna otra manera. A lo largo de estas entrevistas, el profesional debe tomar tiempo suficiente para explorar los aspectos esenciales con cada persona, con el propósito de obtener un cuadro de su ninõ tan completo como sea necesario. ¡Una entrevista inicial de 20 minutos no es suficiente! El promedio de tiempo dedicado sólo a la entrevista es de 1-2 horas, sin incluir la administración de alguna prueba psicológica al niño. También será importante para el profesional obtener las escalas de evaluación de conducta llenadas por los padres acerca de la conducta de su niño. Algunos niños también necesitarán pruebas académicas o psicológicas para descartar otras inhabilidades en el aprendizaje o en el desarrollo, pero éstas no se harán el día de su evaluación. De ser necesarias, el profesional le explicará por qué se necesitan y dónde se pueden obtener.

Esperamos que haya encontrado este folleto útil al prepararse para la evaluación de su niño con nuestro personal profesional.

# ENTREVISTA CLINICA–FORMULARIO DE INFORME PARA LOS PADRES (FORMULARIO 9)

**Nombre del niño**______________________________**Informante**____________________

Relación del informante con el niño: [Circule uno] Madre Padre Otro: _________________________

# de expediente______________ Entrevistador______________________ Fecha__________________

Fecha de nacimiento del niño_________________________ Edad: Años_________ Meses_______

Origen de referido (p.ej., escuela, médico, etc.)_____________________________________________

¿Desea la persona que refiere al niño una copia del informe de esta evaluación? Sí No

**Diagnóstico clínico**: [Para ser llenado después de terminada la evaluación]

1._______________________ 2.____________________________ 3.________________________

**Recomendaciones clínicas**: [Para ser enumeradas brevemente luego de terminada la evaluación]

1. ____________________________________________________________________________
2. ____________________________________________________________________________
3. ____________________________________________________________________________
4. ____________________________________________________________________________
5. ____________________________________________________________________________
6. ____________________________________________________________________________
7. ____________________________________________________________________________
8. ____________________________________________________________________________
9. ____________________________________________________________________________
10. ___________________________________________________________________________

## REVELACIONES LEGALES

*[Entrevistador: Al comienzo de la entrevista, asegúrese de repasar toda revelación legal necesaria pertinente a su país, estado, condado u otra región geográfica. Por ejemplo, en Massachusetts, nosotros les informamos a los padres acerca de los siguientes cuatro puntos:*

1. *Debe informarseles a las autoridades estatales cualquier revelación de información que indique una sospecha de abuso de menores (Departamento de Servicios Sociales).*

2. *Cualquier revelación de amenazas de daño a sí mismo, como una amenaza suicida específica, resultará en un referido inmediato a una unidad de emergencia de salud mental.*

3. *Cualquier revelación de amenazas específicas a individuos específicos resultará en la notificación a aquellos individuos a quienes concierne la amenaza.*

(cont.)

4. *Aunque los expedientes de salud mental son confidenciales, éstos pueden ser requeridos por orden de un juez y deben ser provistos a la corte si así se ordena.*

*Tome tiempo ahora para cubrir cualquier asunto como éste con la familia antes de proceder al resto de esta entrevista.]*

## COMPOSICION FAMILIAR

¿Es este niño: ___Su niño biológico? ___Adoptado? ___De crianza?

¿Con cuál de los padres vive el niño? ___Ambos ___Sólo la madre ___Sólo el padre

___Ninguno de los padres; el niño vive con ______Un abuelo ___En hogar de crianza

¿Tiene usted la custodia legal de este niño? Sí No [Entrevistador: Si contestó No, determine si es o no legalmente aconsejable o permisible proceder con esta evaluación.]

¿Vive algún otro adulto en el hogar? Sí No Si es así, ¿quién es?_______________

¿Cuántos niños hay en la familia?_____ ¿Cuántos están todavía en el hogar?______

## PREOCUPACIONES DE LOS PADRES ACERCA DEL NIÑO - RAZONES PARA LA EVALUACION

¿Qué es lo que más le preocupa acerca de su niño, que le llevó a solicitar esta evaluación? [Organice las respuestas de los padres bajo los encabezamientos principales a continuación. Pregunte a los padres acerca de (1) los detalles específicos de cada preocupación, (2) cuándo comenzó, (3) cuán a menudo ocurre o cuán severa es y (4) qué han intentado hacer hasta ahora para lidiar con ella.]

**Problemas de manejo de conducta en el hogar:**

**Problemas de reacción emocional en el hogar:**

**Retrasos en el desarrollo:** *[Si están presentes, podría repasar con los padres los criterios diagnósticos de retardo mental u otros trastornos específicos del desarrollo tales como los trastornos en el aprendizaje.]*

(cont.)

**Problemas de manejo de conducta en la escuela:**

**Desempeño en el trabajo escolar o problemas de aprendizaje:**

**Problemas de reacción emocional en la escuela:**

**Problemas de interacción social con los compañeros:**

**Comportamiento en la comunidad (fuera del hogar y en la escuela):**

**Otras preocupaciones:**

¿Por qué ha decidido solicitar esta evaluación de su niño en este momento?

¿Qué tipo de ayuda o recomendaciones de tratamiento espera recibir de esta evaluación?

(cont.)

Ahora que me ha dicho cuáles son las principales preocupaciones acerca de su niño que le traen aquí hoy, y lo que espera obtener de la evaluación, necesito repasar con usted una serie de diferentes tópicos acerca de su niño. Es necesario hacer esto para estar seguro de que obteno un cuadro lo más completo posible del ajuste psicológico de su niño. Voy a preguntarle acerca de varias áreas importantes en el desa-rrollo de los niños. Debe decirme si ha notado algo inusual, anormal, atípico o incluso raro acerca del funcionamiento de su niño en cualquiera de estas áreas. Comencemos con su

**Desarrollo sensorial** (deficiencias de visión, audición, tacto u olfato; reacciones anormales a la estimulación sensorial; alucinaciones, etc.):

**Desarrollo motriz** (coordinación, modo de andar, equilibrio, postura, movimientos, gestos, tics, hábitos o manerismos nerviosos, etc.):

**Desarrollo del lenguaje** (retrasos, problemas de comprensión, dificultades en el habla):

**Desarrollo emocional** (reacciones exageradas, cambios de estado de ánimo, estados de ánimo extremos o impredecibles, emociones peculiares o extrañas, ansiedades o miedos inusuales, etc.):

**Pensamiento** (ideas raras, preocupaciones o fijaciones extrañas, fantasías poco usuales, sus pensamientos son incompletos o incoherentes, delirios):

**Conducta social** (agresivo, rechazado, abusa de otros, retraído, tímido, ansioso cuando está alrededor de otros, mudo cuando está con otros; apartado de otros o no muestra interés en amigos/compañeros de juego, etc.):

(cont.)

**Inteligencia/destrezas académicas** (retrasos en el desarrollo mental general; problemas con la memoria o retrasos específicos en lectura, matemáticas, deletreo, escritura u otras áreas de destrezas académicas):

## REVISION DE LOS TRASTORNOS DE LA NIÑEZ SEGUN EL DSM-IV

Ahora necesito hacerle una serie de preguntas muy específicas acerca de una variedad de problemas de comportamiento, sociales o emocionales con los cuales, en ocasiones, los niños tienen dificultades. Mientras le pregunto acerca de estas cosas, tenga presente que algunas de ellas no son malas o anormales y que a veces pueden verse en niños normales y saludables. Quiero que me diga si su niño hace cualquiera de estas cosas en un grado que usted considera inapropiado para alguien de su edad y género

*[Entrevistador: Si este niño pertenece a un grupo minoritario en este país o si residió en un país extranjero, haga la siguiente pregunta después de todas las respuestas en la que el padre haya confirmado un problema o síntoma: "Sí, ¿pero considera usted que esto es un problema o que es inapropiado para un niño de su grupo étnico o cultural?"]*

### Trastorno oposicional desafiante

*[Entrevistador: El diagnóstico requiere cuatro o más síntomas. Los síntomas deben ser inapropiados para la edad del niño; haber estado presentes al menos por los últimos 6 meses y deben estar produciendo evidencia clara de un impedimento clínicamente significativo en el funcionamiento social, académico u ocupacional.]*

Ahora, voy a hacerle algunas preguntas específicas acerca del comportamiento de su niño durante los últimos 6 meses. Para cada una de las conductas acerca de las cuales le pregunte, por favor dígame si su niño muestra esa conducta en un grado que es inapropiado, comparado con otros niños de su edad.

A. Lista de trastorno oposicional desafiante *[Escriba 1 si es así, 0 si no es así y ? si no sabe.]*

Durante los últimos 6 meses, mostró su niño alguno de los siguientes:

1. A menudo pierde el control ___
2. A menudo discute con los adultos ___
3. A menudo desafía activamente o se niega a cumplir las peticiones o reglas de los adultos ___
4. A menudo molesta deliberadamente a los demás ___
5. A menudo culpa a otros por sus propios errores o mal comportamiento ___

(cont.,)

Nota: Las preguntas del resto de este formulario fueron adaptadas de los criterios de diagnóstico de DSM-IV (American Psychiatric Association, 1994). 

6. A menudo es susceptible o fácilmente molestado pro otros ___
7. A menudo está enojado o resentido ___
8. A menudo es rencoroso o vengativo ___

B. ¿Han ocurrido estas conductas al menos por los últimos 6 meses? ___
*[Escriba 1 si es así, 0 si no es así y ? si no sabe.]*
C. ¿A qué edad estas conductas le causaron problemas a su niño por primera vez? ___ años
D. ¿Le han creado estas conductas problemas o impedimentos a su niño en cualquiera de las siguientes áreas? *[Escriba 1 si es así, 0 si no es así y ? si no sabe.]*
Relaciones sociales con los demás ___ Desempeño académico ___
E. Criterios de exclusión: *[Entrevistador: Escriba 1 si los síntomas ocurren solamente durante un trastorno psicótico o trastorno del estado de ánimo o si se cumplen los criterios para el trastorno de conducta. Escriba 0 si no es así, ? si no sabe.]* ___

Código diagnóstico
Requisitos para el diagnóstico:
¿Suma 4 ó más la sección A? ___
¿Suma 1 la sección B? ___
¿Suma 1 ó más la sección D? ___
¿Suma 0 la sección E? ___

[Marque aquí si se cumplen todos los requisitos]
☐ TOD (313.81)

## Trastorno de conducta

*[Entrevistador: El diagnóstico requiere tres o más síntomas durante los últimos 12 meses y al menos 1 durante los últimos 6 meses; los síntomas deben causar impedimentos en el funcionamiento social o académico actualmente.]*

Ahora quiero preguntarle acerca de otras cosas que su niño puede haber hecho. Para estas conductas, quiero que piense acerca de los últimos 12 meses y me diga si alguna de ellas ha ocurrido durante ese tiempo.

A. Lista de trastornos de conducta *[Escriba 1 si es así, 0 si no es así y ? si no sabe.]*

Durante los últimos 12 meses, hizo su niño alguno de los siguientes:
1. A menudo amedrenta, amenaza o intimida a otros ___
2. A menudo inicia peleas físicas ___
3. Ha utilizado un arma que puede causar daño físico serio a otros

(cont.)

(p.ej., un bate, un ladrillo, una botella rota, un cuchillo o un revólver) ___

4. Ha exhibido crueldad física con la gente ___
5. Ha exhibido crueldad física con los animales ___
6. Ha robado mientras confronta a la víctima (p.ej., asalto, arrebatar la cartera (bolsa), extorsión o robo a mano armada) ___
7. Ha forzado a alguien a una actividad sexual ___
8. Ha prendido fuegos deliberadamente con la intención de causar daños serios ___
9. Ha destruido deliberadamente la propiedad de otros (excepto por prender fuego) ___
10. Ha entrado por la fuerza a la casa, edificio o automóvil de otra persona ___
11. A menudo miente para obtener bienes o favores o para evadir obligaciones (es decir, estafa a otros) ___
12. Ha robado artículos de valor sin confrontar a la víctima (p.ej., robo de tiendas pero sin entrar a la fuerza; falsificación) ___
13. A menudo permanece fuera durante la noche a pesar de las prohibiciones de los padres ___

    Si es así, ¿a qué edad comenzó esto? ___ (años)
    *[Entrevistador: Debe comenzar antes de los 13 años para ser contado como un síntoma.]*
14. Se ha fugado del hogar, toda la noche, por lo menos dos veces, mientras vivía con sus padres, en un hogar de crianza o un hogar de grupo ___

    Si es así, ¿cuántas veces? ___

    *[Entrevistador: Cuente como un síntoma si ocurrió una vez pero el niño no regresó por un período prolongado.]*
15. A menudo se ausenta de la escuela sin permiso ___
    Si es así, ¿a qué edad comenzó a hacer esto? ___ (años)
    *[Entrevistador: Debe comenzar antes de los 13 años para ser contado como un síntoma.]*

B. Han ocurrido tres de estas conductas durante los últimos 12 meses? ___
*[Escriba 1 si es así, 0 si no es así y ? si no sabe.]*

C. Ha ocurrido al menos una de estas conductas durante los últimos 6 meses? ___
*[Escriba 1 si es así, 0 si no es así y ? si no sabe.]*

D. Ocurrió alguna de estas conductas antes de los 10 años de edad? ___
*[Escriba 1 si es así, 0 si no es así y ? si no sabe.]*

E. ¿Le han creado estas conductas, a su niño, problemas o impedimentos en cualquiera de las siguientes áreas? *[Escriba 1 si es así, 0 si no es así y ? si no sabe.]*
Relaciones sociales con otros ___ Ejecución académica ___

F. Criterios de exclusión: *[Entrevistador: Escriba 1 si el niño tiene 18 años de edad o más y si se cumplen los criterios para el trastorno de personalidad antisocial. Escriba 0 si no, ? si no sabe.]* ___

(cont.)

Código diagnóstico

Requisitos para el diagnóstico:

¿Suma 3 o más la sección A? ___

¿Suma 1 la sección B? ___

¿Suma 1 la sección C? ___

¿Suma 1 o más la sección E? ___

¿Suma 0 la sección F? ___

*[Anote un subtipo si se cumplen todos los requisitos]*

☐ TC, Tipo de comienzo en la niñez (312.8) *[Comienzo de por lo menos un síntoma antes de los 10 años]*

☐ TC, Tipo de comienzo en la adolescencia (312.8) *[Ausencia de cualquier síntoma antes de los 10 años]*

*Severidad*: [Anote el nivel de severidad apropiado]

☐ Leve *[Pocos problemas de conducta, si alguno, en exceso de aquellos requeridos para hacer el diagnóstico y los problemas de conducta solamente causan un daño leve a otros.]*

☐ Moderado *[El número de problemas de conducta y su efecto en otros, es intermedio entre "leve" y "severo".]*

☐ Severo *[Muchos problemas de conducta han ocurrido en exceso de aquellos requeridos para hacer el diagnóstico o los problemas de conducta causan un daño considerable a otros.]*

## Trastorno de conducta perturbadora, NE

*[Entrevistador: Esta categoría es para los trastornos perturbadores caracterizados por comportamientos oposicionales desafiantes o problemas de conducta que no cumplen los criterios para TC o TOD pero que producen un impedimento clínicamente significativo.]*

Trastorno de conducta, NE (312.9)

## Trastorno por déficit de atención/hiperactividad

*[Entrevistador: El diagnóstico requiere seis síntomas de inatención y /o seis síntomas de hiperactividad-impulsividad. Los síntomas también deben ser inapropiados para la edad del niño, haber durado al menos los pasados 6 meses y haber causado algún impedimento antes de los 7 años de edad; al presente deben estar causando impedimento en dos situaciones (funcionamiento en el hogar, escuela o trabajo); y deben estar produciendo evidencia clara de un impedimento clínicamente significativo en el funcionamiento social o académico.]*

Déjeme preguntarle acerca de algunas otras conductas que su niño puede haber exhibido durante los últimos 6 meses. De nuevo, para cada una de las conductas acerca de las cuales le pregunte, por favor, dígame si su niño muestra esta conducta en un grado que es inapropiado comparado con otros niños de su edad.

A. Lista de inatención [*Escriba 1 si es así, 0 si no es así y ? si no sabe.]*
   Durante los últimos 6 meses, ¿exhibió su niño alguno de los siguientes?:

(cont.)

1. A menudo no logra fijar su atención en los detalles o comete errores por descuido en su tarea escolar, trabajo u otras actividades ___
2. A menudo tiene dificultad para mantener la atención en tareas o actividades de juego ___
3. A menudo parece no escuchar cuando se le habla directamente ___
4. A menudo no sigue instrucciones del principio al fin y no logra terminar el trabajo escolar, las tareas domésticas o los deberes del trabajo *[Entrevistador: Investigue para estar seguro de que esto no se debe únicamente a conducta oposicional o a una dificultad para entender las instrucciones.]* ___
5. A menudo tiene dificultad para organizar las tareas y actividades ___
6. A menudo evita, le disgusta o está reacio a participar en tareas que requieran esfuerzo mental sostenido (tales como el trabajo escolar o las tareas escolares) ___
7. A menudo pierde cosas necesarias para las tareas o actividades (p.ej., juguetes, asignaciones de la escuela, lápices, libros o herramientas) ___
8. A menudo se distrae fácilmente por estímulos externos ___
9. A menudo es olvidadizo en las actividades diarias ___

B. Lista de hiperactividad-impulsividad *[Escriba 1 si es así, 0 si no es así y ? si no sabe.]*
Durante los últimos 6 meses, ¿mostró su niño alguno de los siguientes?:

1. A menudo mueve continuamente las manos o los pies o se retuerce en su asiento ___
2. A menudo se levanta del asiento en el aula o en otras situaciones en las cuales se espera que permanezca sentado ___
3. A menudo corretea o se trepa excesivamente en situaciones en que es inapropiado hacerlo
[Entrevistador: Para los adolescentes, esto puede limitarse a sentimientos subjetivos de inquietud.] ___
4. A menudo tiene dificultad para jugar o participar calmadamente en actividades en su tiempo libre ___
5. A menudo está "en marcha" o a menudo actúa como si estuviese "empujado por un motor" ___
6. A menudo habla excesivamente ___
7. A menudo contesta abruptamente antes de que las preguntas se hayan terminado ___
8. A menudo tiene dificultad para esperar su turno ___
9. A menudo interrumpe o es entrometido con otros (p.ej., se mete en los juegos o conversaciones) ___

C. ¿Han existido estas conductas por lo menos por los últimos 6 meses? ___
*[Escriba 1 si es así, 0 si no es así y ? si no sabe.]*

D. ¿A qué edad estas conductas le causaron problemas a su niño por primera vez?
*[Entrevistador: Un comienzo cerca de los 13 años de edad es aceptable, aunque el DSM-IV estipula los 7 años de edad.]* ___ (años)

(cont.)

E. Durante los últimos 6 meses, ¿le han causado estas conductas problemas a este niño, en alguna de estas situaciones? *[Escriba 1 si es así, 0 si no es así y ? si no sabe.]*
En el hogar ___ En la escuela ___ En el cuidado diurno o con las niñeras ___
En las actividades de la comunidad (clubes, deportes, scouts, etc.) ___

F. ¿Le han creado estas conductas problemas o impedimento a su niño en alguna de las siguientes áreas? *[Escriba 1 si es así, 0 si no es así y ? si no sabe.]*
Relaciones sociales con los demás _____ Desempeño académico ______

G. Criterios de exclusión: *[Entrevistador: Escriba 1 si los síntomas es asín solamente durante un trastorno generalizado del desarrollo o un trastorno psicótico o si se explican mejor por otro trastorno mental, tal como un trastorno del estado de ánimo, de ansiedad, disociativo o de personalidad. Escriba 0 si no es así, ? si no sabe.]* ___

Código diagnóstico

Requisitos para el diagnóstico:

¿Suma 6 o más la sección A o suma 6 o más la sección B? ___
¿Suma 1 la sección C? ___
¿Suma 2 o más la sección E? ___
¿Suma 1 o más la sección F? ___
¿Suma 0 la sección G? ___

*[Anote un subtipo si todos los requisitos se cumplen]*

☐ TDAH, Tipo combinado (314.01) *[Cumple con los criterios para las listas de inatención e hiperactividad-impulsividad]*

☐ TDAH, Tipo predominantemente inatento (314.00) *[Cumple con los criterios sólo para los ítems de inatención]*

☐ TDAH, Tipo predominantemente hiperactivo-impulsivo (314.01) *[Cumple con los criterios sólo para los ítems de hiperactividad-impulsividad]*

☐ TDAH, NE (No especificado) (314.9) *[Para los trastornos con síntomas prominentes que no cumplen los criterios completos para algún subtipo de TDAH]*

Para los individuos (especialmente adolescentes y adultos) que actualmente tienen síntomas que ya no cumplen con los criterios completos, especifique "En remisión parcial":___________

## TRASTORNOS DE ANSIEDAD Y DEL ESTADO DE ANIMO

Ahora, me gustaría hacerle algunas preguntas acerca de las emociones de su niño en general y de sus reacciones emocionales ante algunas situaciones específicas. Comenzaré preguntándole acerca de cualquier temor específico que su niño pueda tener. Luego, le preguntaré acerca de su estado de ánimo general o su condición emocional durante gran parte del día. Comencemos con algunos temores específicos que su niño pudiera tener.

(cont.)

**Fobia específica**

*[Entrevistador: El diagnóstico requiere que cada criterio A-F se cumpla.]*

A. ¿Muestra su niño un temor marcado y persistente, que es excesivo o irrazonable, en respuesta a la presencia o la anticipación de un objeto o situación específica? Por ejemplo, en respuesta o anticipación de algunos animales, alturas, estar en la oscuridad, truenos o relámpagos, volar, recibir una inyección, ver sangre o cualquier otra cosa o situación? ___
*[Escriba 1 si es así, 0 si no es así y ? si no sabe.]*
*[Entrevistador: Si A ocurre, conteste lo siguiente, luego proceda a B-G a continuación; de lo contrario, pase al próximo trastorno. Si alguno de los criterios de B-G no se cumple, pase al próximo trastorno.]*
¿A qué, específicamente, le teme su niño? ___

B. ¿Tiene su niño esta reacción de ansiedad o de temor casi invariablemente cuando se expone a (situación o cosa específica)? ___
*[Escriba 1 si es así, 0 si no es así y ? si no sabe.]*
*[Entrevistador: Esto puede incluir un ataque de pánico en la presencia del objeto o la situación temida; o ansiedad expresada por llanto, rabietas, quedarse inmóvil o asirse de otro. Además, no es necesario que los niños reconozcan que su temor es excesivo o irrazonable para cualificar para este diagnóstico.]*

C. ¿Intenta su niño evitar esta situación o cosa o, si tiene que exponerse a ella, la soporta con ansiedad o angustia intensa? ___
*[Escriba 1 si es así, 0 si no es así y ? si no sabe.]*

D. La evasión, anticipación o reacción de ansiedad de su niño ante esta situación o cosa ¿interfiere significativamente con alguna de las siguientes? ___
*[Escriba 1 si es así, 0 si no es así y ? si no sabe.]*
*[Entrevistador: Sólo una de estas condiciones necesita ser confirmada para que se cumpla este criterio.]*
Su rutina normal ___ Desempeõ académico ___
Actividades sociales ___ Relaciones sociales ___

E. ¿Tener este temor le causa una angustia marcada? ___

F. ¿Ha tenido su niño esta reacción de temor o de ansiedad ante este evento o cosa por un período de al menos los últimos 6 meses? ___
*[Escriba 1 si es así, 0 si está no es así y ? si no sabe.]*

G. Criterios de exclusión: *[Entrevistador: Escriba 1 si esta fobia o ansiedad es explicada mejor por otro trastorno mental, tal como trastorno obsesivo-compulsivo, trastorno de estrés postraumático, trastorno de ansiedad de separación, fobia social o trastorno de pánico. Escriba 0 si no, ? si no sabe.]* ___

Código diagnóstico

Requisitos para el diagnóstico:

¿Suma un total de 1 o más cada sección de A a F? ___

¿Suma un total de 0 la sección G? ___

*[Marque aquí si se cumplen todos los requisitos]*

☐ Fobia específica (300.29)

(cont.)

**Fobia social**

*[Entrevistador: El diagnóstico requiere que cada criterio A-F se cumpla, pero el niño debe haber desarrollado la capacidad para establecer relaciones sociales apropiadas para la edad con personas familiares, y la ansiedad debe ocurrir con sus compañeros, no sólo en interacciones con adultos.]*

¿Qué hay acerca de las situaciones sociales?

A. [Escriba 1 si es así, 0 si no es así y ? si no sabe.]
1. ¿Muestra su niño un temor marcado y persistente, que es excesivo o irrazonable, en presencia de o en anticipación de una situación social o de ejecución en la que se expone a personas extrañas o al posible escrutinio de otros? ___
2. ¿Teme su niño que va a actuar de un modo vergonzoso o humillante, o que va a estar tan ansioso que sea humillante o vergonzoso para él? ___
*[Entrevistador: Si ambas partes de A están presentes, conteste la siguiente pregunta y entonces proceda con los criterios restantes a continuación; de lo contrario, pase al próximo trastorno. Si alguno de los criterios restantes no se cumple, pase al próximo trastorno.]*
3. ¿A qué situación social específica le teme su niño?

B. ¿Tiene su niño esta reacción de ansiedad o temor casi invariablemente cuando se expone a esta situación? ___
*[Escriba 1 si es así, 0 si no es así y ? si no sabe.]*
*[Entrevistador: Esto puede incluir un ataque de pánico en esta situación social o ansiedad expresada por llanto, rabietas, quedarse inmóvil, asirse de otro o evadir esta situación social con personas extrañas. Además, no es necesario que los niños reconozcan que su temor es excesivo o irrazonable para cualificar para este diagnóstico.]*

C. ¿Intenta su niño evitar esta situación o, si tiene que exponerse a ella, la soporta con ansiedad o angustia intensa? ___
*[Escriba 1 si es así, 0 si no es así y ? si no sabe.]*

D. La evasión, anticipación o reacción de ansiedad de su niño ante esta situación, ¿interfiere significativamente con alguna de las siguientes? [*Escriba 1 si es así, 0 si no es así y ? si no sabe.*]
*[Entrevistador: Sólo una de estas condiciones necesita ser confirmada para que se cumpla este criterio.]*
Su rutina normal ___ Desempeño académico ___
Actividades sociales ___ Relaciones sociales ___

E. Tener este temor, ¿le causa una angustia marcada ? ___

F. ¿Ha tenido su niño esta reacción de temor o ansiedad ante esta situación por un período de por lo menos los últimos 6 meses? ___
*[Escriba 1 si es así, 0 si no es así y ? si no sabe.]*

G. Criterios de exclusión: *[Entrevistador: Escriba 1 si esta fobia o ansiedad se debe a los efectos fisiológicos directos de una sustancia o una condición médica general, o si no se explica mejor por otro trastorno mental, tal como trastorno de pánico, trastorno de estrés postraumático, trastorno de ansiedad de separación,*

(cont.)

*trastorno dismórfico corporal, trastorno generalizado del desarrollo o trastorno de personalidad esquizoide. O, si una condición médica general u otro trastorno mental está presente, escriba 1 si el temor en el Criterio A, antes mencionado, está relacionado con esto. Escriba 0 si no, ? si no sabe.]* ___

Código diagnóstico

Requisitos para el diagnóstico:

¿Suma 2 la sección A? ___
¿Suma 1 o más cada sección de la B a la F? ___
¿Suma 0 la sección G? ___

[Marque aquí si se cumplen todos los requisitos]

☐ Fobia social (300.23)

Especifique si es generalizada (el temor incluye la mayoría de las situaciones sociales):

**Trastorno de ansiedad de separación**

*[Entrevistador: El diagnóstico requiere que al menos tres síntomas estén presentes (ver A, a continuación) por un mínimo de 4 semanas. Los síntomas deben haberse desarrollado antes de la edad de 18 años y deben producir angustia clínicamente significativa o impedimento en el funcionamiento social, académico o en otras áreas importantes y otros trastornos deben ser excluidos según se indica a continuación.]*

A. Lista de síntomas del trastorno de ansiedad de separación:
Ahora, hablemos de cómo su niño reacciona emocionalmente cuando tiene que estar lejos de usted o cuando tiene que salir del hogar para realizar actividades en la comunidad. ¿Muestra su niño alguno de los siguientes? [*Escriba 1 si es así, 0 si no es así y ? si no sabe.*]

1. Angustia recurrente, excesiva, cuando ocurre o se anticipa la separación del hogar o de un padre o de las principales figuras de apego ___
2. Preocupación persistente y excesiva acerca de perder a un padre o figura principal de apego o de que un posible daño le ocurra a tal figura ___
3. Preocupación persistente y excesiva de que un evento inesperado o adverso le lleve a separarse de un padre o una figura principal de apego (p.ej., perderse o ser secuestrado) ___
4. Renuencia o negativa persistente de ir a la escuela o a cualquier otro lugar, debido al temor a la separación ___
5. Temor o renuencia persistentes y excesivos a estar solo, o sin un padre o figura principal de apego en el hogar, o sin tal padre o cuidador cuando está en otros escenarios ___
6. Renuencia o negativa persistente a irse a dormir sin estar cerca de una figura principal de apego o a dormir fuera del hogar ___
7. Pesadillas repetidas que incluyen el tema o el tópico de la separación de un padre u otro cuidador ___
8. Quejas repetidas de síntomas físicos, como dolores de cabeza, dolores de estómago, náusea o vómitos, cuando ocurre o se anticipa la separación de un padre o figura principal de apego ___

(cont.)

*[Entrevistador: Si tres o más síntomas fueron confirmados, proceda con los criterios restantes; de lo contrario, pase al próximo trastorno. Si alguno de los criterios restantes a continuación no se cumple, pase al próximo trastorno.]*

B. ¿Han existido estos temores durante un mínimo de 4 semanas? ___
*[Escriba 1 si es así, 0 si no es así y ? si no sabe]*

C. ¿A qué edad estas conductas le causaron problemas a su niño por primera vez? ____(años)
*[Entrevistador: Los síntomas tienen que haberse desarrollado antes de la edad de 18 años.]*

D. ¿Le han creado estas preocupaciones, a su niño, angustia o impedimento en alguna de las siguientes áreas?
*[Escriba 1 si es así, 0 si no es así y ? si no sabe]*
Relaciones sociales con otros ___ Desempeño académico ____
Cualquier otra área de funcionamiento ___

E. Criterios de exclusión: [Entrevistador: *Escriba 1 si los síntomas ocurren sólo durante un trastorno generalizado del desarrollo, esquizofrenia u otro trastorno psicótico, o si no son explicados mejor por un trastorno de pánico. Escriba 0 si no,? si no sabe.*]

Código diagnóstico

Requisitos para el diagnóstico:

¿Suma 3 o más la sección A? ___
¿Suma 1 la sección B? ___
¿Indica 17 años o menos la sección C? ___
¿Suma 1 o más la sección D? ___
¿Suma 0 la sección E? ___

*[Marque aquí si se cumplen todos los requisitos.]*

☐ Trastorno de ansiedad de separación (309.21)
Especifique si de comienzo temprano (antes de la edad de 6 años): ________________

## Trastorno de ansiedad generalizada

*[Entrevistador: El diagnóstico requiere que se cumplan los criterios A y B; que al menos un síntoma en el criterio C esté presente durante al menos 6 meses en la mayoría de los días; que los síntomas produzcan angustia clínicamente significativa o impedimento en el funcionamiento social, académico u otras áreas importantes; y que otros trastornos sean excluidos según se indica a continuación.]*

Ahora, hablemos acerca de si su niño tiende a estar ansioso generalmente o a preocuparse mucho en comparación con otros niños de su edad.

(cont.)

A. *[Escriba 1 si es así, 0 si no es así y ? si no sabe.]*

1. ¿Muestra su niño ansiedad y preocupación excesivas acerca de un número de eventos o actividades, como actividades de trabajo, ejecución escolar o cualquier otra situación? ___
2. ¿Ha ocurrido esta ansiedad o preocupación en la mayoría de los días, durante al menos los últimos 6 meses? ___
   *[Entrevistador: Si las preguntas antes mencionadas en A fueron confirmadas, proceda con los criterios restantes para este trastorno; de lo contrario, pase al próximo trastorno. Si alguno de los criterios restantes a continuación no se cumple, pase al próximo trastorno.]*

B. ¿Encuentra su niño difícil controlar su preocupación? ___

C. Lista de síntomas del trastorno de ansiedad generalizada:
¿Ha estado asociada la ansiedad o preocupación de su niño con alguna de las siguientes conductas, la mayoría de los días, en los últimos 6 meses? *[Escriba 1 si es así, 0 si no es así y ? si no sabe.]*
*[Entrevistador: Sólo una condición necesita estar presente para que se cumpla este criterio.]*

1. Inquietud o sentirse agitado o impaciente ___
2. Fatigarse o cansarse fácilmente ___
3. Dificultad para concentrarse o irse la mente en blanco ___
4. Irritabilidad ___
5. Tensión muscular ___
6. Trastorno en el sueño o dificultades quedándose dormido, permaneciendo dormido o sueño inquieto o insuficiente ___

D. ¿Le han creado estas preocupaciones, a su niño, angustia o impedimento en alguna de las siguientes áreas?
[*Escriba 1 si es así, 0 si no es así y ? si no sabe*]
Relaciones sociales con otros ___ Desempeño académico ___
Cualquier otra área de funcionamiento ___

E. Criterios de exclusión: *[Entrevistador: Escriba 1 si la ansiedad o preocupación se limita a rasgos de otro trastorno mental, como estar preocupado por tener un ataque de pánico (trastorno de pánico), estar avergonzado en público (fobia social), estar contaminado (trastorno obsesivo-compulsivo), estar lejos del hogar o de las principales figuras de apego (trastorno de ansiedad de separación), tener múltiples quejas físicas (trastorno de somatización) o tener una enfermedad seria (hipocondriasis); o si la ansiedad está asociada con trastorno de estrés postraumático. Además, escriba 1 si el trastorno se debe a los efectos fisiológicos directos de una sustancia (p.ej., abuso de drogas, medicamento) o una condición médica general (p.ej., hipertiroidismo) u ocurre exclusivamente durante un trastorno del estado de ánimo, un trastorno psicótico o un trastorno generalizado del desarrollo. Escriba 0 si no, ? si no sabe.]* ___

Código diagnóstico

Requisitos para el diagnóstico:

¿Suma 2 la sección A? ___
¿Suma 1 la sección B? ___
¿Suma 1 o más la sección C? ___
¿Suma 1 o más la sección D? ___
¿Suma 0 la sección E ? ___

(cont.)

*[Marque aquí si se cumplen todos los requisitos.]*

☐ Trastorno de ansiedad generalizada (300.02)

**Trastorno distímico**

*[Entrevistador: El diagnóstico requiere que el ánimo deprimido exista la mayor parte del día, la mayoría de los días, durante al menos 1 año; que existan al menos 2 síntomas de B; que el niño nunca haya estado sin los síntomas en A y B, a continuación, por dos meses consecutivos durante el año del trastorno; que todos los criterios de exclusión se cumplan; y que los síntomas causen angustia clínicamente significativa o impedimento en el funcionamiento social, académico u otras áreas importantes.]*

Me gustaría hablar con usted ahora acerca del estado de ánimo de su niño la mayor parte del tiempo.

A. *[Escriba 1 si es así, 0 si no es así y ? si no sabe.]* ¿Muestra su niño un estado de ánimo deprimido o irritabilidad la mayor parte del día, según su propio informe (del niño) o las observaciones suyas acerca de su niño? ___

¿Ha ocurrido este estado de ánimo deprimido la mayoría de los días, durante al menos los últimos 12 meses? ___

*[Entrevistador: Si las dos preguntas antes mencionadas en A fueron confirmadas, proceda con los criterios restantes para este trastorno; de lo contrario, pase al próximo trastorno. Si alguno de los criterios restantes no se cumple, pase al próximo trastorno.]*

B. ¿Presenta su niño alguna de las siguientes dificultades mientras está deprimido? *[Escriba 1 si es así, 0 si no es así y ? si no sabe.]*

1. Poco apetito o comer demasiado ___
2. Insomnio (problemas quedándose dormido) o hipersomnia (dormir excesivo) ___
3. Baja energía o fatiga ___
4. Baja autoestima ___
5. Pobre concentración o dificultad para tomar decisiones ___
6. Sentimientos de desesperanza ___

C. Durante los 12 meses o más en que su niño ha mostrado este estado de ánimo deprimido, ¿ha estado alguna vez sin este ánimo deprimido o las otras dificultades que mencionó, durante al menos 2 meses consecutivos?

*[Escriba 0 si el niño ha tenido una remisión de 2 meses, 1 si no ha tenido ninguna remisión de los síntomas durante al menos 2 meses y ? si no sabe.]*

D. ¿Le ha creado este ánimo deprimido, a su niño, angustia o impedimento en alguna de las siguientes áreas? [*Escriba 1 si es así, 0 si no es así y ? si no sabe*]

Relaciones sociales con otros ___ Desempeño académico ___

Cualquier otra área de funcionamiento ___

E. Criterios de exclusión: *[Entrevistador: Escriba 1 si el niño cumple con los criterios de un episodio de depre-*

(cont.)

*sión mayor durante el año o más de su trastorno de estado de ánimo, o si el trastorno es explicado mejor por un trastorno de depresión mayor. Además, escriba 1 si alguna vez ha habido un episodio maníaco, maníaco-depresivo mixto o hipomaníaco, o si aplican los criterios para el trastorno ciclotímico. Escriba 1 si el trastorno descrito anteriormente ocurre exclusivamente durante el curso de un trastorno psicótico crónico, esquizofrenia o trastorno delirante o es el resultado de los efectos fisiológicos directos de una sustancia o una condición médica general. Escriba 0 si no, ? si no sabe.]* ____

Código diagnóstico

Requisitos para el diagnóstico:

¿Suma 2 la sección A? ____
¿Suma 2 o más la sección B? ____
¿Suma 1 la sección C? ____
¿Suma 1 o más la sección D? ____
¿Suma 0 la sección E? ____

*[Marque aquí si se cumplen todos los requisitos.]*

☐ Trastorno distímico (300.4)

## Trastorno depresivo mayor

*[Entrevistador: El diagnóstico requiere que al menos cinco o más de los síntomas indicados a continuación en la lista A hayan estado presentes por un período de 2 semanas; que esto represente un cambio del funcionamiento previo; que al menos uno de los síntomas sea un estado de ánimo depresivo o pérdida de interés o placer; que los síntomas causen angustia o impedimento clínicamente significativo en las áreas de funcionamiento social, académico u otras áreas importantes, y que se cumplan todos los criterios de exclusión.]*

A. Lista de síntomas del trastorno depresivo mayor:

Continuemos hablando acerca del estado de ánimo o ajuste emocional de su niño. ¿Ha desarrollado su niño alguno de los siguientes, durante un período de por lo menos 2 semanas?
*[Escriba 1 si es así, 0 si no es así y ? si no sabe.]*

1. Estado de ánimo depresivo o irritable la mayor parte del día, casi todos los días, durante al menos 2 semanas ____
   (Esto puede ser por el propio informe del niño o por las observaciones de los padres u otros.)
2. Disminución marcada del interés o placer en todas o casi todas las actividades, la mayor parte del día, casi todos los días, durante al menos 2 semanas ____
   (Esto puede ser por el propio informe del niño o por las observaciones de los padres u otros.)
   *[Entrevistador: Si 1 ó 2 fue confirmado, prosiga con los criterios restantes; de lo contrario, pase al próximo trastorno.]*
3. Pérdida de peso significativa, cuando no está a dieta ____
   Aumento de peso significativo ____
   Disminución o aumento en el apetito, casi todos los días ____
   No cumplió con las ganancias de peso esperadas ____

(cont.)

4. Insomnio (problema para quedarse dormido) o hipersomnia (sueño excesivo), casi todos los días ___
5. Movimiento agitado o excesivo, casi todos los días ___
   (Debe ser sustentado por las observaciones de los padres u otros)
   Letárgico, lento, moverse despacio, o movimiento o actividad reducida significativamente, casi todos los días ___
   (Debe ser sustentado por las observaciones de los padres u otros)
6. Fatiga o pérdida de energía, casi todos los días ___
7. Sentimientos de falta de valor propio, o culpa excesiva o inapropiada, casi todos los días ___
   *[Entrevistador: Esto no debe ser simplemente autoreproche o culpa acerca de estar enfermo.]*
8. Habilidad disminuida para pensar o concentrarse, o indecisión, casi todos los días ___
   (Puede ser por el propio informe del niño o las observaciones de otros.)
9. Pensamientos recurrentes de muerte ___
   Pensamientos recurrentes de suicidio, sin un plan específico ___
   Intento suicida o un plan específico para suicidarse ___
   *[Entrevistador: Si cinco o más de los síntomas del 1-9 fueron confirmados, prosiga. Si no, pase al próximo trastorno.]*

B. ¿Le han creado, estos síntomas de depresión, angustia o impedimento a su niño en alguna de las siguientes áreas?
[*Escriba 1 si es así, 0 si no es así y ? si no sabe.*]
Relaciones sociales con otros ___ Desempeño académico ______
Alguna otra área de funcionamiento ___

C. Criterios de exclusión: *[Entrevistador: Escriba 1 si el niño cumple con los criterios para un trastorno bipolar; si los síntomas se deben a los efectos fisiológicos directos de una sustancia o condición médica general; si los síntomas se explican mejor por un duelo clínico tras la pérdida de un ser querido, o por un trastorno esquizoafectivo; si los síntomas están sobrepuestos a una esquizofrenia, trastorno esquizofreniforme, trastorno delirante o trastorno psicótico NE, o si ha habido un episodio maníaco, un episodio mixto o un episodio hipomaníaco. Escriba 0 si no, ? si no sabe.]* ___

Código diagnóstico

Requisitos para el diagnóstico:

¿Suman 1 o más las preguntas 1 y 2 en la sección A? ___
¿Suma 5 o más la sección A? ___
¿Suma 1 o más la sección B? ___
¿Suma 0 la sección C? ___

[Marque aquí si se cumplen todos los requisitos.]

☐ Trastorno depresivo mayor (296.xx)

[El código para un episodio único es 296.2x, para episodios recurrentes es 296.3x; vea páginas 344- 345 del DSM-IV para especificaciones adicionales sobre el trastorno.]

(cont.)

## Trastorno depresivo, NE

*[Entrevistador: Codifique esto solamente cuando hay una depresión clínicamente significativa con impedimento, pero no se cumplen los criterios completos para un trastorno depresivo mayor, un trastorno distímico, un trastorno de ajuste con estado de ánimo depresivo o un trastorno mixto de ajuste con estado de ánimo depresivo y ansiedad.]*

☐ Trastorno depresivo, NE (311)

## Trastorno bipolar I, episodio maníaco

*[Entrevistador: El diagnóstico requiere que el niño haya tenido un período notable, de al menos 1 semana, de estado de ánimo anormal y persistentemente elevado, expansivo o irritable, o cualquier período de tal ánimo que resultara en hospitalización; y que haya tenido al menos tres de los síntomas mencionados en B a continuación (o cuatro si el ánimo fue principalmente irritable) en un grado significativo. Además, los síntomas tienen que crear impedimento clínicamente significativo en el funcionamiento social, académico u otras áreas importantes y los criterios de exclusión tienen que cumplirse.]*

Tengo algunas preguntas más que hacerle acerca de los estados de ánimo o el ajuste emocional de su niño.

A. ¿Ha experimentado su niño, alguna vez, un período de tiempo que durara al menos 1 semana: *[Escriba 1 si es así, 0 si no es así y ? si no sabe.]*
- Donde su ánimo fue inusual y persistentemente elevado; es decir, se sintió anormalmente feliz, veleidoso, alegre o exaltado, mucho más allá de los sentimientos normales de felicidad? ___
- O, donde su estado de ánimo fue anormal o persistentemente expansivo; es decir, su niño se sintió capaz de lograr todo lo que decidía hacer, se sintió casi sobrehumano en su habilidad para hacer cualquier cosa que deseaba hacer o se sentía como si sus habilidades no tuvieran límites? ___
- O, donde su ánimo fue anormal o persistentemente irritable; es decir, estaba inusualmente suceptible, propenso al enfado o las explosiones de ira demasiado fácilmente, molesto demasiado fácilmente por los eventos o los demás, o anormalmente malhumorado? ___

*[Entrevistador: Si cualquiera de los tres antes mencionados se confirmó, proceda con B; de lo contrario, pase al próximo trastorno.]*

B. Durante la semana o más en que su niño mostró este estado de ánimo anormal y persistente, ¿notó usted que alguno de los siguientes fuera persistente y/o ocurriera en un grado anormal o significativo? *[Escriba 1 si es así, 0 si no es así y ? si no sabe.]*
1. Exhibió una autoestima exagerada o se sintió grandioso acerca de sí, mucho más allá de lo que sería característico para su nivel de habilidades ___
2. Mostró una necesidad disminuida de sueño; por ejemplo, afirmó que se sentía descansado luego de sólo 3 horas de sueño ___
3. Fue más hablador de lo usual o parecía sentirse presionado a seguir hablando ___
4. Pasaba de una idea a otra y luego a otra, en el habla, como si sus ideas estuvieran volando rápidamente ___
   Afirmaba sentir que sus pensamientos corrían o volaban a un grado de velocidad anormal___

(cont.)

5. Era distraíble; es decir, su atención era muy fácilmente atraída por eventos o cosas insignificantes o irrelevantes a su alrededor ___
6. Mostró un aumento en las actividades dirigidas a una meta; es decir, se volvió inusual y persistentemente productivo o dirigió más actividad de lo normal hacia las tareas que quería lograr. ___
   Parecía muy agitado, demasiado activo o anormalmente inquieto ___
7. Se involucró excesivamente en actividades placenteras que tienen altas probabilidades de tener consecuencias negativas, dañinas o dolorosas ___
   *[Entrevistador: Si se confirmaron tres o más de los síntomas antes mencionados, proceda con los criterios restantes; de lo contrario, pase al próximo trastorno.]*

C. *[Escriba 1 si es así, 0 si no es así y ? si no sabe]*

1. ¿Fue este trastorno en el estado de ánimo de su niño suficiente para causar impedimento, perturbación o dificultades severas con las relaciones sociales, la ejecución académica u otras actividades importantes? ___
2. ¿O, el ánimo anormal de su niño le llevó a ser hospitalizado para prevenir daño a sí mismo o a otros? ___
3. ¿O, tuvo su niño alucinaciones (explique) o ideas raras (pensamiento psicótico) o se sintió o actuó paranoico (como si otros estuvieran empeñados en hacerle daño intencionalmente)? ___
   *[Entrevistador: si se confirma uno o más de los criterios 1-3, prosiga].*

D. Criterios de exclusión: *[Entrevistador: Escriba 1 si los síntomas cumplen con los criterios para episodio maníaco-depresivo mixto o trastorno esquizoafectivo, son los efectos fisiológicos directos de una sustancia o una condición médica general o están sobreimpuestos a esquizofrenia, trastorno esquizofreniforme delirante o trastorno psicótico NE. Escriba 0 si no, ? si no sabe. Además, si el niño cumple con los criterios para TDAH, escriba 0 sólo si el niño cumple con los criterios luego de excluir distracción (5, antes mencionado) y agitación psicomotriz (segunda parte de 6, antes mencionado).]* ___

Código diagnóstico

Requisitos para el diagnóstico:

¿Suma 1 o más la sección A? ___
¿Suma 3 o más la sección B? ___
¿Suma 1 o más la sección C? ___
¿Suma 0 la sección D? ___

*[Marque aquí si se cumplen todos los requisitos.]*

☐ Trastorno bipolar I, episodio maníaco (296.xx)

[Codifique 296.0x si es un episodio único; 296.40 si son episodios múltiples y el más reciente fue un episodio hipomaníaco.]

## Trastorno bipolar I, episodio mixto

*[Entrevistador: Codifique este trastorno si se cumplen los criterios tanto para un episodio maníaco como para un episodio de depresión mayor, casi todos los días, durante al menos 1 semana; el trastorno causa impedimento clínicamente significativo y los síntomas no son el resultado de una sustancia o una condición médica general.]*

(cont.)

☐ Trastorno bipolar I, episodio mixto (_____)
*[Codifique 296.6x si el episodio más reciente es mixto; 296.5x si el episodio más reciente es depresivo; 296.7 si el episodio más reciente es no especificado.]*

**Otros trastornos mentales y evolutivos:**

*[Escriba 1 si es así, 0 si no es así y ? si no sabe.]*

1. ¿Tiene este niño algunas cosas con las cuales parece estar obsesionado/a, o no puede lograr olvidarse de algún tema en particular?___*[Si esto es así, repase los criterios de diagnóstico para el trastorno obsesivo-compulsivo en el DSM-IV.]*
2. ¿Exhibe este niño algunas conductas repetitivas inusuales que siente que tiene, como vestirse, bañarse, la hora de comer o rituales de conteo?____ *[Si ocurren, repase los criterios de diagnóstico para el trastorno obsesivo-compulsivo en el DSM-IV.]*
3 ¿Exhibe este niño algún tic nervioso u otros movimientos nerviosos o ruidos vocales abruptos, repetitivos? ___ *[Si esto es así, repase los criterios de diagnóstico para trastorno de tic o trastorno de Tourette en el DSM-IV.]*
4. ¿Ha hecho este niño comentarios o ha actuado de manera que parecería que ve cosas, oye cosas o siente cosas en su piel que no existen en realidad (alucinaciones)? ____ *[Si esto es así, repase los criterios de diagnóstico para trastornos psicóticos en el DSM-IV.]*
5. ¿Ha informado este niño alguna vez tener ideas raras o muy extrañas o peculiares que parecían muy inusuales en comparación con otros niños (delirios)?____ *[Si esto es así, repase los criterios de diagnóstico para trastornos psicóticos en el DSM-IV.]*

## METODOS DE MANEJO DE LOS PADRES

Ahora, continuemos y hablemos acerca de cómo usted ha tratado de manejar la conducta de su niño, especialmente cuando ésta fue un problema para usted. Cuando su niño se comporta mal o es perturbador, ¿qué pasos es probable que usted tome para manejar el problema?

______________________________________________________________________
______________________________________________________________________
______________________________________________________________________
______________________________________________________________________
______________________________________________________________________
______________________________________________________________________
______________________________________________________________________

Si estos métodos no funcionan y la conducta problemática continúa, ¿qué es probable que usted haga entonces para manejar el mal comportamiento de su niño?

______________________________________________________________________
______________________________________________________________________

(cont.)

## HISTORIAL DE EVALUACIONES Y TRATAMIENTO DEL NIÑO

¿Ha sido su niño previamente evaluado, alguna vez, por problemas de desarrollo, de comportamiento o de aprendizaje? *[Circule uno]* Sí No

Si es así, ¿quién proveyó la evaluación, qué tipo de evaluación tuvo el niño y qué se le dijo acerca de su niño, respecto a los resultados de cualquiera de las evaluaciones?

¿Ha recibido su niño, alguna vez, algún tratamiento psiquiátrico o psicológico?
*[Circule uno]* Sí No

Si es así, ¿qué tipo de tratamiento recibió y cuánto duró el tratamiento?

¿Quién le proveyó este tratamiento a su niño?____________________
¿Ha recibido su niño, alguna vez, alguna medicación por sus problemas de comportamiento o emocionales? [*Circule uno*] Sí No

Si es así, ¿qué tipo de medicación tomó, en qué dosis y por cuánto tiempo?

## HISTORIAL ESCOLAR

*[Entrevistador: Para cada uno de los grados en que el niño ha estado, comenzando con el preescolar, pregunte a los padres la escuela a la que el niño asistió y si tuvo algunos problemas de conducta o de aprendizaje ese año y, si es así, escriba brevemente su naturaleza a continuación.]*

(cont.)

¿Ha recibido, alguna vez, su niño algunos servicios de educación especial?
*[Circule uno]* Sí No

Si es así, ¿qué tipos de servicios recibió y en qué grados?

## FORTALEZAS PSICOLOGICAS Y SOCIALES DEL NIÑO

Comprendo que le he preguntado mucho acerca de cualquier problema que su niño pueda estar teniendo. Pero también es importante que sepa acerca de los puntos psicológicos y sociales fuertes de su niño. Por favor, dígame acerca de cualquier habilidad que su niño parece tener o cualquier actividad en la que es particularmente bueno. Por ejemplo, ¿en qué pasatiempos y deportes disfruta y le va bien, cuáles son su mejores materias en la escuela, en qué clases de juegos o actividades sociales le va bien? En otras palabras, dígame los que usted considera que son los puntos mejores y más fuertes de su niño.

## HISTORIAL FAMILIAR

*[Entrevistador: Luego de repasar las fortalezas psicológicas y sociales del niño, repase con el padre el historial familiar de problemas psiquiátricos y de aprendizaje, usando los siguientes tres formularios. Un formulario es para el lado materno de la familia, el segundo para el lado paterno y el tercero para los hermanos del niño que está siendo evaluado. Informe a los padres que está entrevistando que, para entender los problemas de comportamiento de un niño, es importante conocer si otros parientes biológicos del niño han tenido problemas psicológicos, emocionales o en el desarrollo. Muchos de estos trastornos vienen de familia y pueden contribuir genéticamente a los problemas de los niños. Comience con el lado materno de la familia y repase cada uno de los parientes de la madre, anotando si tienen alguno de los trastornos indicados en el lado izquierdo del formulario. De ser así, coloque una X en ese espacio de la matriz en la columna que representa a ese pariente. Luego, haga lo mismo para los parientes paternos y los hermanos del niño.]*

(cont.)

**Parientes maternos**

| | Ella | Madre | Padre | Hermanos Hno. | Hno. | Hna. | Hna. | Total |
|---|---|---|---|---|---|---|---|---|
| Problemas de agresividad, desafío y conducta oposicional en la niñez | | | | | | | | |
| Problemas de atención, actividad y control de impulsos en la niñez | | | | | | | | |
| Inhabilidades específicas en el aprendizaje | | | | | | | | |
| No logró graduarse de escuela superior | | | | | | | | |
| Retardación mental | | | | | | | | |
| Psicosis o esquizofrenia | | | | | | | | |
| Depresión por más de 2 semanas | | | | | | | | |
| Desorden de ansiedad que deterioró el ajuste | | | | | | | | |
| Tics o Síndrome de Tourrette | | | | | | | | |
| Abuso de alcohol | | | | | | | | |
| Abuso de sustancias | | | | | | | | |
| Conducta antisocial (asaltos, robos, etc.) | | | | | | | | |
| Arrestos | | | | | | | | |
| Abuso físico | | | | | | | | |
| Abuso sexual | | | | | | | | |

**Parientes paternos**

| | El | Madre | Padre | Hermanos Hno. | Hno. | Hna. | Hna. | Total |
|---|---|---|---|---|---|---|---|---|
| Problemas de agresividad, desafío y conducta oposicional en la niñez | | | | | | | | |
| Problemas de atención, actividad y control de impulsos en la niñez | | | | | | | | |
| Inhabilidades específicas en el aprendizaje | | | | | | | | |
| No logró graduarse de escuela superior | | | | | | | | |
| Retardación mental | | | | | | | | |
| Psicosis o esquizofrenia | | | | | | | | |
| Depresión por más de 2 semanas | | | | | | | | |
| Desorden de ansiedad que deterioró el ajuste | | | | | | | | |

(cont.)

**Parientes paternos**

| | El | Madre | Padre | Hermanos | | | | Total |
|---|---|---|---|---|---|---|---|---|
| | | | | Hno. | Hno. | Hna. | Hna. | |
| Tics o Síndrome de Tourrette | | | | | | | | |
| Abuso de alcohol | | | | | | | | |
| Abuso de sustancias | | | | | | | | |
| Conducta antisocial (asaltos, robos, etc.) | | | | | | | | |
| Arrestos | | | | | | | | |
| Abuso físico | | | | | | | | |
| Abuso sexual | | | | | | | | |

**Hermanos**

| | Hermano | Hermano | Hermana | Hermana | Total |
|---|---|---|---|---|---|
| Problemas de agresividad, desafío y conducta oposicional en la niñez | | | | | |
| Problemas de atención, actividad y control de impulsos en la niñez | | | | | |
| Inhabilidades específicas en el aprendizaje | | | | | |
| No logró graduarse de escuela superior | | | | | |
| Retardación mental | | | | | |
| Psicosis o esquizofrenia | | | | | |
| Depresión por más de 2 semanas | | | | | |
| Desorden de ansiedad que deterioró el ajuste | | | | | |
| Tics o Síndrome de Tourrette | | | | | |
| Abuso de alcohol | | | | | |
| Abuso de sustancias | | | | | |
| Conducta antisocial (asaltos, robos, etc.) | | | | | |
| Arrestos | | | | | |
| Abuso físico | | | | | |
| Abuso sexual | | | | | |

# ESCALA DE EVALUACIÓN DE LA CONDUCTA DEL ADULTO– AUTOINFORME DE LA CONDUCTA ACTUAL (FORMULARIO 10)

**Su nombre** ____________________ **Edad** ______________ **Fecha**__________________

**Instrucciones:** Haga un círculo alrededor del número que *mejor describa* su comportamiento en los últimos 6 meses.

| | Nunca o casi nunca | Algunas veces | Frecuentemente | Muy frecuentemente |
|---|---|---|---|---|
| 1. Al hacer el trabajo escolar o las tareas del trabajo, no logro fijar mi atención en los detalles o cometo errores por no tener cuidado | 0 | 1 | 2 | 3 |
| 2. Tengo dificultad para sostener mi atención en las tareas o en las actividades de entretenimiento | 0 | 1 | 2 | 3 |
| 3. No presto atención cuando se me habla directamente. | 0 | 1 | 2 | 3 |
| 4. No sigo instrucciones de principio a fin y no termino el trabajo asignado | 0 | 1 | 2 | 3 |
| 5. Tengo dificultad para organizar las tareas y actividades. | | | | |
| 6. Evito tareas (p.ej., tareas del trabajo, trabajo escolar) que requieran esfuerzo mental | 0 | 1 | 2 | 3 |
| 7. Pierdo cosas que son necesarias para llevar a cabo tareas o actividades | 0 | 1 | 2 | 3 |
| 8. Me distraigo fácilmente | 0 | 1 | 2 | 3 |
| 9. Soy olvidadizo en las actividades diarias | 0 | 1 | 2 | 3 |
| 10. Meneo las manos o los pies o me muevo constantemente en mi asiento | 0 | 1 | 2 | 3 |
| 11. Me levanto del asiento en situaciones en las cuales se espera que permanezca sentado | 0 | 1 | 2 | 3 |
| 12. Me muevo excesivamente en situaciones en que es inapropiado hacerlo; hiperactivo; sentimientos subjetivos de inquietud | 0 | 1 | 2 | 3 |
| 13. Tengo dificultad para participar en actividades en mi tiempo libre de manera calmada | 0 | 1 | 2 | 3 |
| 14. Estoy en continuo movimiento o actúo "como si me empujara un motor" | 0 | 1 | 2 | 3 |
| 15. Hablo en exceso | 0 | 1 | 2 | 3 |
| 16. Contesto abruptamente antes de que otros terminen de hacerme preguntas | 0 | 1 | 2 | 3 |
| 17. Tengo dificultad para esperar mi turno | 0 | 1 | 2 | 3 |
| 18. Interrumpo a los demás o soy entrometido | 0 | 1 | 2 | 3 |
| 19. Pierdo el control (cuando me enojo o me pongo bravo). | 0 | 1 | 2 | 3 |
| 20. Discuto con otros | 0 | 1 | 2 | 3 |
| 21. Desafío activamente o me niego a cumplir con las peticiones o reglas | 0 | 1 | 2 | 3 |
| 22. Hago cosas a propósito para molestar a otras personas. | 0 | 1 | 2 | 3 |
| 23. Culpo a otros por mis propias equivocaciones o mal comportamiento | 0 | 1 | 2 | 3 |
| 24. Soy susceptible o fácilmente molestado por otros | 0 | 1 | 2 | 3 |
| 25. Me siento enojado o resentido | 0 | 1 | 2 | 3 |
| 26. Soy rencoroso o vengativo | 0 | 1 | 2 | 3 |

## ESCALA DE EVALUACIÓN DE LA CONDUCTA DEL ADULTO–AUTOINFORME DE LA CONDUCTA DURANTE LA NIÑEZ (FORMULARIO 11)

**Su nombre**____________________________ **Edad** __________ **Fecha** ______________

**Instrucciones:** Haga un círculo alrededor del número que *mejor describa* su comportamiento cuando era niño, de los 5-12 años de edad.

| | Nunca o casi nunca | Algunas veces | Frecuentemente | Muy frecuentemente |
|---|---|---|---|---|
| 1. Al hacer el trabajo escolar, no lograba fijar mi atención en los detalles o cometía errores por no tener cuidado | 0 | 1 | 2 | 3 |
| 2. Tenía dificultad para sostener mi atención en las tareas o en las actividades de juego | 0 | 1 | 2 | 3 |
| 3. No prestaba atención cuando se me hablaba directamente | 0 | 1 | 2 | 3 |
| 4. No seguía instrucciones de principio a fin y no terminaba el trabajo asignado | 0 | 1 | 2 | 3 |
| 5. Tenía dificultad para organizar las tareas y actividades | 0 | 1 | 2 | 3 |
| 6. Evitaba tareas (p.ej., trabajo escolar, tareas del hogar) que requerían esfuerzo mental | 0 | 1 | 2 | 3 |
| 7. Perdía cosas que eran necesarias para llevar a cabo tareas o actividades | 0 | 1 | 2 | 3 |
| 8. Me distraía fácilmente | 0 | 1 | 2 | 3 |
| 9. Era olvidadizo en las actividades diarias | 0 | 1 | 2 | 3 |
| 10. Meneaba las manos o los pies o me movía constantemente en mi asiento | 0 | 1 | 2 | 3 |
| 11. Me levantaba del asiento en el salón de clases o en otras situaciones en las cuales se esperaba que permaneciera sentado | 0 | 1 | 2 | 3 |
| 12. Me trepaba o correteaba de manera excesiva en situaciones en que era inapropiado hacerlo; hiperactivo | 0 | 1 | 2 | 3 |
| 13. Tenía dificultad para participar en actividades de juego de manera calmada | 0 | 1 | 2 | 3 |
| 14. Estaba en continuo movimiento o actuaba "como si me empujara un motor" | 0 | 1 | 2 | 3 |
| 15. Hablaba en exceso | 0 | 1 | 2 | 3 |
| 16. Contestaba abruptamente antes de que otros terminaran de hacerme preguntas | 0 | 1 | 2 | 3 |
| 17. Tenía dificultad para esperar mi turno | 0 | 1 | 2 | 3 |
| 18. Interrumpía a los demás o era entrometido | 0 | 1 | 2 | 3 |
| 19. Perdía el control (cuando me enojaba o me ponía bravo) | 0 | 1 | 2 | 3 |
| 20. Discutía con otros | 0 | 1 | 2 | 3 |
| 21. Desafiaba activamente o me negaba a cumplir con las peticiones o reglas | 0 | 1 | 2 | 3 |
| 22. Hacía cosas a propósito para molestar a otras personas | 0 | 1 | 2 | 3 |
| 23. Culpaba a otros por mis propias equivocaciones o mal comportamiento | 0 | 1 | 2 | 3 |
| 24. Era susceptible o fácilmente molestado por otros | 0 | 1 | 2 | 3 |
| 25. Me sentía enojado o resentido | 0 | 1 | 2 | 3 |
| 26. Era rencoroso o vengativo | 0 | 1 | 2 | 3 |

# PARTE II

# Folletos para los padres

*Los folletos que se proveen en esta sección son para usarse junto con este manual de adiestramiento y con las instrucciones asociadas a ellos provistas en la Parte II de este manual. El autor y el publicador conceden el permiso al comprador de este manual para fotocopiar estos folletos, según sea necesario, para usarse únicamente en la práctica profesional del comprador y con el único propósito de adiestrar en este programa a los padres cuyo niño está bajo el cuidado profesional del comprador (para detalles, vea la página de derechos de autor).*

*Contenido de la Parte II*


| | | |
|---|---|---|
| *Folleto del padre para el Paso 1:* | *Perfiles de las características del padre y del niño* | *59* |
| *Folleto del padre para el Paso 1:* | *Inventario de problemas familiares* | *60* |
| *Folleto del padre para el Paso 2:* | *Preste atención a la buena conducta de juego de su niño* | *63* |
| *Folleto del padre para el Paso 3:* | *Preste atención cuando su niño obedece* | *66* |
| *Folleto del padre para el Paso 3:* | *Dé mandatos efectivos* | *67* |
| *Folleto del padre para el Paso 3:* | *Preste atención al juego independiente* | *68* |
| *Folleto del padre para el Paso 4:* | *El sistema de fichas/puntos para el hogar* | *70* |
| *Folleto del padre para el Paso 5:* | *¡Tiempo-fuera! (Time out)* | *73* |
| *Folleto del padre para el Paso 7:* | *Anticipe problemas- Manejo de los niños en lugares públicos* | *77* |
| *Folleto del padre para el Paso 8:* | *Use una tarjeta de informe diario para la conducta escolar* | *80* |
| *Folleto del padre para el Paso 9:* | *Cómo manejar problemas futuros de comportamiento* | *87* |

# FOLLETO DEL PADRE PARA EL PASO 1: PERFILES DE LAS CARACTERISTICAS DEL PADRE Y DEL NIÑO

**Nombre del niño**____________________________________ **Edad** ____________

Nombre del padre que llena este formulario________________________________________

Relación con el niño__________________________________Fecha________________

## CARACTERISTICAS DEL NIÑO

Por favor, indique a continuación cualquier característica de su niño que usted cree que pueda estar contribuyendo a sus dificultades de comportamiento.

Problemas de salud:________________________________________________________
Problemas físicos:_________________________________________________________
Retrasos en el desarrollo:__________________________________________________
Problemas con el control de impulsos:_________________________________________
Problemas con el lapso de atención:___________________________________________
Problemas con el nivel de actividad:___________________________________________
Problemas de comportamiento social:__________________________________________
Problemas para dormir o comer_______________________________________________
Problemas en el adiestramiento para el control del proceso eliminatorio: ________________
Problemas emocionales, irritabilidad:__________________________________________
Otros problemas:__________________________________________________________

## CARACTERISTICAS DEL PADRE

Indique a continuación cualquier problema suyo que usted cree que pueda contribuir a las dificultades que tiene para manejar a su niño o niños:

Problemas de salud:________________________________________________________
Problemas físicos:_________________________________________________________
Problemas emocionales:___________________________________________________
Problemas para pensar:___________________________________________________
Problemas con:
- ¿Lapso de atención?______________ ¿Nivel de actividad?____________________
- ¿Control de impulsos?_____________ ¿Cambios en el estado de ánimo?______________
- ¿Alimentación?____________________ ¿Dormir?______________________________

Otros problemas:__________________________________________________________

## FOLLETO DEL PADRE PARA EL PASO 1: INVENTARIO DE PROBLEMAS FAMILIARES

**Nombre de la niño**_________________________________ **Fecha** _______________

Nombre del padre que llena este formulario_________________________________________

**Instrucciones**: En algún momento de la próxima semana, tome tiempo para llenar este cuestionario. A usted se le ha mostrado que una fuente de dificultad, que puede contribuir a los problemas de comportamiento en los niños, lo es el estrés en la familia. Este cuestionario está diseñado para ayudarle a hacer un inventario de posibles eventos de estrés que pueden estar ocurriendo en su familia. Pensamos que es importante que haga un inventario de estos estresores y comience a pensar acerca de cómo puede empezar a resolverlos, si es posible.

A continuación hay una lista de áreas comunes de estrés en las familias. En el espacio provisto bajo cada una de ellas, por favor, escriba cualquier problema que sienta que usted o su familia están teniendo en estas áreas. Luego, al lado de cada una de ellas, bajo la columna de "Soluciones propuestas", escriba lo que piensa que puede comenzar a hacer para reducir estos problemas, si eso es posible. Por favor, sea tan honesto como pueda --- sus contestaciones se mantendrán confidenciales.

**Areas problemáticas** **Soluciones propuestas**

1. Problemas de salud en la familia:

2. Problemas maritales:

3. Problemas financieros:

4. Problemas de comportamiento en otros niños de la familia:

(cont.)

5. Problemas ocupacionales/de empleo:

6. Problemas con parientes/familiares:

7. Problemas con amigos:

8.Otras fuentes de estrés (religión, conflicto acerca de actividades recreativas para la familia, abuso de drogas o alcohol, etc.):

Gracias por tomarse el tiempo de llenar este inventario. Su terapeuta lo revisará y podría decidir hablar con usted en privado acerca de algunos de estos estresores. Si quiere que su terapeuta le ayude con alguno de estos problemas o que le recomiende a otras personas que le podrían ayudar, por favor, indíquelo a continuación marcando Sí o No y escribiendo simplemente el número del área o áreas problemáticas.

______Sí, desearía ayuda en estas áreas (indique números)________________________________

______No, no necesito ayuda con estas áreas problemáticas.

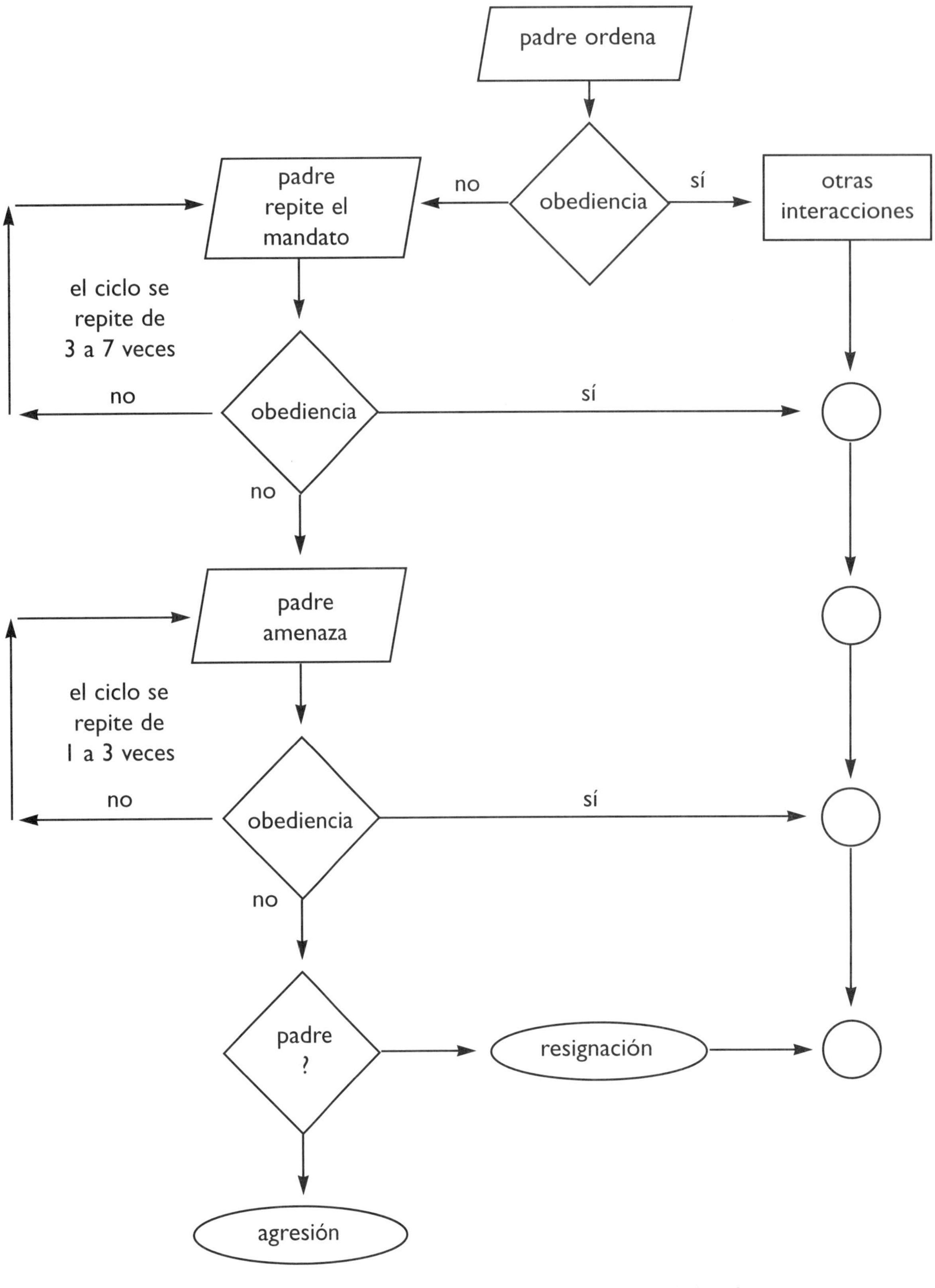


Diagrama de la interacción oposicional desafiante

# FOLLETO DEL PADRE PARA EL PASO 2: PRESTE ATENCION A LA BUENA CONDUCTA DE JUEGO DE SU NIÑO

Este paso del programa comprende el aprender a prestar atención a la conducta deseada de su niño cuando surge durante los períodos de juego. Para aprender esto, primero es necesario practicar las destrezas de lo que llamamos "prestar atención". Más adelante, le enseñaremos cómo usar estas nuevas destrezas de "atender" para aumentar en su niño el cumplimiento de los mandatos y peticiones, así como otras conductas positivas. El prestar atención a las conductas de juego de su niño comprende lo siguiente:

1. Si su niño tiene menos de 9 años de edad, seleccione un espacio de tiempo cada día el cual se convertirá en su "tiempo especial" con su niño. Si es un preescolar, esto puede ser después que los otros niños se han ido a la escuela en la mañana o luego de la escuela o la cena, si es de edad escolar. Debe separar 20 minutos a esta hora cada día para poder practicar este tiempo especial de juego con su niño. Si tiene 9 años o más, no tiene que seleccionar un período fijo cada día para este tiempo especial. En lugar de eso, seleccione un espacio de tiempo cada día, según surja, durante el cual su niño parezca estar disfrutando solo una actividad de juego. Luego, abandone lo que está haciendo y únase al juego de su niño, siguiendo las instrucciones a continuación.

2. ¡Ningún otro niño debe involucrarse en este tiempo especial de juego! Si tiene otros niños en su familia, haga que su cónyuge los cuide mientras usted juega con el niño problemático, o escoja un período de tiempo en el que sea poco probable que los otros interrumpan su tiempo especial con este niño.

3. Si ha establecido un tiempo fijo de juego cada día, entonces cuando llegue ese momento simplemente dígale, "Es hora de nuestro tiempo especial para jugar juntos. ¿Qué te gustaría hacer?" El niño debe escoger la actividad de juego, dentro de lo razonable. Este no debe ser un tiempo para ver la televisión. Cualquier otra actividad de juego está bien. Si no ha establecido un tiempo fijo de juego, entonces simplemente acérquese a su niño mientras está jugando solo y pregúntele si puede unirse. En cualquier caso, el padre no debe tomar el control del juego o dirigirlo- el niño debe seleccionar la actividad de juego.

4. **¡¡¡Relájese!!!** Por varios minutos, observe de manera casual lo que su niño está haciendo y luego únase al juego cuando parezca apropiado. No intente llevar a cabo este tiempo especial de juego cuando usted esté molesto, muy ocupado o planificando salir de la casa inmediatamente para una diligencia o viaje, pues su mente estará preocupada por estos asuntos y la calidad de la atención a su niño será bastante pobre.

5. Luego de observar el juego de su niño, comience a describir en voz alta lo que su niño está haciendo. Esto se hace para mostrarle que usted sí encuentra su juego interesante. Se hace de manera semejante a un narrador deportivo cuando describe un juego de pelota o fútbol en la radio. Debe ser de una manera algo excitante y orientada a la acción, no aburrida ni en el mismo tono de voz. En otras palabras, ocasionalmente narre el juego de su niño. Los niños

(cont.)

pequeños disfrutan mucho de esto. Con niños mayores, también debe comentar sobre su juego, pero menos que con los menores.

6. **¡¡¡No haga preguntas y no dé órdenes !!!** Esto es sumamente importante. En la medida que sea posible debe evitar cualquier cuestionamiento al niño, ya que la mayoría de las veces esto es innecesario y ciertamente perturbador al juego de su niño. Está bien hacer alguna pregunta para aclarar cómo está jugando su niño, si no está seguro de lo que está haciendo. De lo contrario, evite cualquier pregunta. Además, no dé órdenes o instrucciones y no trate de enseñarle nada durante el juego. Este es el tiempo especial de su niño para relajarse y disfrutar de su compañía, no un tiempo para enseñar o tomar control del juego.

7. Ocasionalmente, provéale frases positivas de elogio, aprobación o retroalimentación positiva acerca de lo que a usted le gusta de su juego. Sea preciso y honesto, sin ser excesivamente adulador. Por ejemplo, "Me gusta cuando juegas así, tranquilamente", "Disfruto mucho nuestro tiempo especial juntos", o "Mira lo bien que has hecho eso" son comentarios positivos y apropiados. Si necesita ayuda para pensar en algunos comentarios, vea la última página de este folleto para una lista de sugerencias sobre cómo demostrar aprobación a su niño.

8. Si su niño comienza a portarse mal, voltee su cuerpo y mire a algún otro lugar por unos momentos. Si el mal comportamiento continúa, entonces dígale que el tiempo especial de juego ha terminado y abandone el área. Dígale que jugará con él más adelante cuando pueda comportarse bien. Si se pone extremadamente perturbador, destructivo o abusivo durante el juego, disciplínelo según acostumbra a hacerlo. Su terapeuta le enseñará a disciplinar de manera efectiva más adelante en este programa.

9. Cada padre debe pasar 20 minutos con el niño en este tiempo especial de juego. Durante la primera semana, trate de hacerlo todos los días o por lo menos 5 veces a la semana. Luego de la primera semana, trate de tener este tiempo especial por lo menos de 3 a 4 veces a la semana. Usted debe continuar este tiempo especial de juego indefinidamente.

**¡¡¡Este programa es fácil de leer, no es fácil de llevar a cabo!!!** Muchos padres cometen errores durante los primeros tiempos de juego, usualmente porque dan demasiadas órdenes y hacen demasiadas preguntas o porque no le hacen suficientes comentarios positivos al niño. No se preocupe por cometer estos errores. La próxima vez, simplemente haga un mayor esfuerzo por mejorar sus destrezas de "prestar atención" a su niño. Es posible que usted desee tener este tipo de tiempo de juego especial con los otros niños de la familia una vez usted haya mejorado sus destrezas para prestar atención con el niño problemático.

## SUGERENCIAS PARA OFRECER REACCIONES POSITIVAS Y APROBACION A SU NIÑO

### Señales no verbales de aprobación

Abrazo
Palmada en la cabeza o el hombro
Acariciarle el cabello

(cont.)

Preste atención a la buena conducta de juego (p. 3 de 3)

Colocar el brazo alrededor del niño
Sonreír
Un beso suave
Gesto de aprobación con la mano
Una guiñada

## Aprobación verbal

"Me gusta cuando tú..."
"Es bueno cuando tú..."
"Sí que eres un niño/una niña grande por..."
"Fue excelente la manera en que tú..."
"¡Buen trabajo!"
"¡Vas bien!"
"¡Excelente!"
"¡Super!"
"¡Fantástico!"
"Actúas como alguien grande cuando..."
"¿Sabes? Hace 6 meses no podías hacer eso tan bien como lo haces ahora; ¡estás creciendo bien rápido!"
"Hermoso"
"¡Wow!"
"Espera a que le diga a tu mamá/papá lo bien que tú..."
"Qué bien lo que estás haciendo..."
"Hiciste eso por ti mismo...así se hace"
"Sólo por portarte tan bien, tú y yo vamos a..."
"Estoy muy orgulloso de ti cuando tú..."
"Siempre disfruto cuando nosotros...de esta manera"

## Nota

1. Siempre sea tan inmediato como pueda con su aprobación. ¡No espere!

2. Siempre sea específico acerca de lo que a usted le gusta.

3. Nunca ofrezca un cumplido irónico tal como, ¡¡"Ya era tiempo de que recogieras tu habitación. ¿Por qué no lo hiciste antes?!!

# FOLLETO DEL PADRE PARA EL PASO 3: PRESTE ATENCION CUANDO SU NIÑO OBEDECE

Aunque aprendió primero cómo prestar atención al juego de su niño durante los períodos especiales de juego, ahora puede usar estas destrezas de prestar atención para proveerle aprobación cuando sigue un mandato o petición. Cuando usted da un mandato, dé al niño retroalimentación inmediata por lo bien que lo está haciendo. No se aleje del niño, sino quédese, atienda y comente positivamente.

1. Tan pronto como haya dado una orden o petición y su niño comience a obedecer, elógielo por su obediencia, usando frases como las siguientes:
   "Me gusta cuando haces lo que te pido."
   "Es bueno cuando haces lo que te digo."
   "Gracias por hacer lo que Mamá/Papá te pidió."
   "Mira cuán bien (rápidamente, ordenadamente, etc.) estás haciendo eso..."
   "Buen/a niño/niña por..."

O use cualquier otra aseveración que comunique específicamente que usted aprecia que él está haciendo lo que le pidió. También puede usar algunos de los métodos de aprobación provistos en su folleto para el Paso 2.

2. Una vez haya prestado atención a la obediencia de su niño, puede irse por unos momentos si tiene que hacerlo, pero asegúrese de regresar frecuentemente para elogiar su obediencia.

3. Si encontrara que su niño ha realizado un trabajo o tarea sin que se le haya pedido específicamente, este es el momento para ofrecerle elogios especialmente positivos. Quizás desee proveerle un pequeño privilegio por haber hecho esto, el cual le ayudará a recordar y seguir las reglas de la casa sin que se le tenga que decir todo el tiempo.

4. Debe comenzar a utilizar atención positiva hacia su niño virtualmente para todos los mandatos que usted le da. Además, esta semana debe escoger dos o tres mandatos que sólo obedezca inconsistentemente. Debe hacer un esfuerzo especial para elogiarlo y prestarle atención cada vez que comience a obedecer estos mandatos particulares.

## ESTABLECER PERIODOS DE ADIESTRAMIENTO EN LA OBEDIENCIA

Además, es muy importante que durante las próximas 1 - 2 semanas usted tome unos minutos y adiestre a su niño específicamente en la obediencia. Puede hacer esto muy fácilmente. Escoja un momento en el que su niño no esté muy ocupado y pídale que le haga pequeños favores, tales como, "Dame una servilleta (cuchara, toalla, revista, etc.), o "¿Puedes alcanzarme ese_____?" Le llamamos a esto mandatos de "buscar y traer" y sólo deben requerir un esfuerzo corto y sencillo por parte del niño. Dé cinco o seis de estos mandatos seguidos durante estos pocos minutos. Cada vez que obedezca, asegúrese de proveer elogios específicos por su obediencia, tales como, "Me gusta cuando me escuchas" o "Es muy bueno cuando haces lo que te pido" o "Gracias por hacer lo que te pedí".

Trate de tener varios de estos períodos de adiestramiento en la obediencia cada día. Como los mandatos son muy sencillos, la mayoría de los niños los realizarán (aun los que tienen problemas de conducta). Esto provee una oportunidad excelente para que sorprenda a su niño "siendo bueno" y para elogiar su obediencia.

## FOLLETO DEL PADRE PARA EL PASO 3: DÉ MANDATOS EFECTIVOS

En nuestro trabajo con muchos niños con problemas de conducta, hemos notado que si los padres simplemente cambian la manera en que le dan mandatos, a menudo pueden lograr una mejoría significativa en la obediencia. Cuando esté a punto de darle a su niño un mandato o instrucción, asegúrese de hacer lo siguiente:

1. *¡Asegúrese de que es en serio!* Esto es, nunca dé un mandato al que no pretenda dar seguimiento hasta que se cumpla. Cuando pida algo, planifique respaldarlo con las consecuencias apro-piadas, tanto positivas o negativas, para demostrar que lo que usted ha dicho es en serio.

2. *No presente el mandato como una pregunta o un favor.* Plantee el mandato de manera sencilla y directa y con un tono de voz serio.

3. *No dé demasiados mandatos a la misma vez.* La mayoría de los niños son capaces de seguir sólo una o dos instrucciones a la vez. Por ahora, trate de dar sólo una instrucción específica a la vez. Si la tarea que quiere que su niño realice es complicada, entonces sepárela en pasos más sencillos y presente sólo un paso a la vez.

4. *Asegúrese de que su niño esté prestándole atención.* Esté seguro de que tiene contacto visual con el niño. Si es necesario, vire gentilmente la cara de su niño hacia la suya para asegurarse de que lo está escuchando y mirando cuando se da el mandato.

5. *Reduzca todas las distracciones antes de dar un mandato.* Este es un error muy común que los padres cometen. Con frecuencia, los padres tratan de dar instrucciones mientras un televisor, un aparato estereofónico o un juego de vídeo está encendido. Los padres no pueden esperar que el niño les atienda cuando hay algo más entretenido que hacer en la habitación. Antes de dar el mandato, elimine estas distracciones o dígale al niño que lo haga.

6. *Pídale al niño que repita el mandato.* No es necesario hacer esto con cada petición, pero puede hacerse si no está seguro de que su niño escuchó el mandato. Además, para niños con un lapso de atención corto, hacerlos repetir el mandato parece aumentar la probabilidad de que lo obedezcan.

7. *Prepare tarjetas de tareas.* Si su niño es lo suficientemente mayor como para tener tareas en el hogar, entonces usted puede encontrar útil el preparar una tarjeta para cada tarea. Esta puede ser sencillamente una tarjeta de 3 x 5 pulgadas. Los pasos requeridos para realizar esa tarea correctamente están escritos en la tarjeta . Entonces, cuando desee que su niño realice la tarea, simplemente entréguele la tarjeta y dígale que eso es lo que quiere que haga. Por supuesto, esto es sólo para niños que son lo suficientemente mayores para leer. Estas tarjetas pueden reducir grandemente las discusiones que surgen acerca de si un niño ha realizado una tarea correctamente. También puede indicar en la tarjeta cuánto tiempo debe tomar el realizar la tarea y luego fijar su marcador de tiempo por ese período para que el niño sepa exactamente cuándo debe haber terminado la tarea.

Si sigue estos siete pasos, observará alguna mejoría en la obediencia del niño a sus mandatos. Al usarse con los otros métodos que su terapeuta le enseñará, pueden ocurrir mejorías notables en cuán bien su niño escucha y se comporta.

# FOLLETO DEL PADRE PARA EL PASO 3: PRESTE ATENCION AL JUEGO INDEPENDIENTE

Muchos padres de niños con problemas de conducta se quejan de que no pueden hacer cosas tales como hablar por teléfono, preparar la cena, visitar a un vecino y otras, sin que su niño interrumpa lo que están haciendo. Los siguientes pasos fueron diseñados para ayudarle a enseñar a su niño a jugar independientemente cuando usted debe estar ocupado con alguna otra actividad. Es un procedimiento muy sencillo que requiere que le preste atención y lo elogie por mantenerse alejado y no interrumpirle. Muchos padres proveen gran cantidad de atención al niño cuando les está interrumpiendo, pero casi ninguna atención cuando se mantiene alejado, juega independientemente y no interrumpe. ¡Con razón es que los niños interrumpen tanto a los padres! Para enseñarle a mantenerse alejado cuando usted está ocupado, haga lo siguiente:

1. Cuando esté a punto de ocuparse en alguna actividad, tal como una llamada telefónica, leer, preparar los alimentos y otras, dé al niño un mandato directo. Este mandato debe incluir dos instrucciones. Una parte le comunica lo que debe estar haciendo mientras usted está ocupado y la segunda parte le comunica específicamente que no debe interrumpirle o molestarle. Por ejemplo, puede decir, "Mamá tiene que hablar por teléfono, así que quiero que te mantengas en esta habitación y mires la televisión y no me molestes." Recuerde, dé al niño algo que él disfrute hacer y dígale que no quiere que le moleste mientras usted está ocupado.

2. Entonces, cuando comience su actividad, detenga lo que está haciendo después de un momento, vaya a donde se encuentra el niño y elógielo por mantenerse alejado y no interrumpir. Recuérdele que debe mantenerse en la actividad asignada y no molestarle. Regrese a lo que estaba haciendo.

3. Entonces, espere unos momentos más antes de regresar a donde se encuentra el niño y nuevamente elógielo por no interrumpir. Regrese a su actividad, espere un poco más y una vez más elógielo.

4. Con el tiempo, lo que está tratando de hacer es reducir gradualmente cuán frecuentemente elogia al niño por no molestarle, mientras aumenta el período de tiempo en que usted se puede mantener en su propia actividad. Inicialmente, tendrá que interrumpir lo que hace e ir a elogiarlo muy frecuentemente, digamos que cada 30 segundos a 2 minutos. Luego de hacer esto varias veces, espere 3 minutos antes de elogiarlo. Luego, espere 5 minutos antes de elogiarlo. Cada vez, usted regresará a lo que estaba haciendo por un período un poco más largo de tiempo antes de ir a elogiarlo.

5. Si le parece que su niño está a punto de abandonar lo que estaba haciendo para venir a molestarle, detenga inmediatamente lo que está haciendo, vaya a donde se encuentra el niño, elógielo por no interrumpirlo, y vuelva a indicarle que debe quedarse en la actividad que le dio. La actividad que le dé al niño no debe ser una tarea del hogar, sino una actividad interesante como colorear, jugar con un juguete, ver televisión, recortar láminas y otras.

6. Al disminuir gradualmente cuán frecuentemente lo elogia, usted podrá mantenerse en su propia

(cont.)

actividad por períodos de tiempo cada vez mayores mientras su niño no le interrumpe. Tan pronto como usted termine lo que está haciendo, vaya a donde se encuentra el niño y elógielo de forma especial por permitirle terminar su actividad. Incluso, puede darle algún pequeño privilegio o recompensa periódicamente, por haberle dejado solo mientras usted trabajaba en su proyecto.

Aquí hay algunas de las actividades que los padres normalmente realizan, durante las cuales debe tratar este método para evitar que su niño le moleste:

| | |
|---|---|
| Preparar una comida | Hablar por teléfono |
| Hablar con un adulto | Leer o ver televisión |
| Escribir una carta | Visitar el hogar de otros |
| Trabajo de oficina (papeleo) | Limpiar la casa |
| Hablar durante la cena | Realizar algún proyecto especial |

Debe escoger una o dos de estas actividades con las cuales practicará el método durante esta semana. Si escoge hablar por teléfono, tal vez quiera pedirle a su cónyuge o a un amigo que le llame una o dos veces al día simplemente para practicar este método. De esta manera, cuando reciba llamadas importantes, ya habrá logrado que su niño comience a mantenerse alejado de usted para que pueda atender estas llamadas con menos interrupciones.

# FOLLETO DEL PADRE PARA EL PASO 4: EL SISTEMA DE FICHAS/PUNTOS PARA EL HOGAR

Al tratar de manejar un niño con problemas de conducta, es común encontrar que los elogios no son suficientes para motivarlo a realizar tareas, seguir reglas u obedecer mandatos. Como resultado, es necesario establecer un programa más poderoso para motivar al niño. Un programa que ha sido muy exitoso con los niños es el Programa de fichas para el hogar (para niños de 4-7 años) o el Programa de puntos para el hogar (para niños de 8 años o más). Su terapeuta le explicará en detalle cómo establecer este programa, pero aquí están los pasos a seguir:

## EL PROGRAMA DE FICHAS PARA EL HOGAR

1. Encuentre o compre un paquete de fichas plásticas de póker. Si el niño tiene 4 ó 5 años, entonces cada ficha, no importa el color, representa 1 ficha. Para niños de 6 a 8 años, los colores pueden representar diferentes cantidades: blanco = 1 ficha, azul = 5 fichas y rojo = 10 fichas. Si usa los colores de esta manera, tome una ficha de cada color, péguela a un pedazo pequeño de cartón y escriba en cada uno cuántas fichas vale. Coloque esta tarjeta en algún lugar de manera que su niño pueda referirse a ella fácilmente .

2. Siéntese con su niño y explíquele que siente que él no ha sido recompensado lo suficiente por hacer cosas agradables en el hogar y que quiere cambiar todo eso. Quiere establecer un nuevo programa de recompensas para que el niño pueda ganar cosas y privilegios agradables por comportarse correctamente. Esto le da al programa un tono muy positivo.

3. Usted y su niño deben preparar una bonita caja de ahorros en donde él podrá guardar las fichas ganadas. Esto puede ser hecho con una caja de zapatos, una lata de café (no debe tener el borde afilado), un envase plástico o algún otro envase. Diviértase decorándolo con su niño.

4. Ahora, deben hacer una lista de los privilegios que quiere que su niño se gane con las fichas de póker. Estos deben incluir no sólo los privilegios ocasionales especiales (ir al cine, patinar, comprar un juguete), sino también los privilegios diarios que su niño da por sentado (televisión, juegos de vídeo, juguetes especiales que existan en el hogar, correr la bicicleta, visitar a un amigo, etc.). Su terapeuta le explicará los tipos de privilegios que usted podría incluir en esta lista. Asegúrese de tener por lo menos 10, preferiblemente 15, recompensas en la lista.

5. Ahora, haga una segunda lista que contenga los trabajos y tareas que frecuentemente le pide a su niño que realice. Estas pueden ser tareas típicas del hogar como poner la mesa para una comida, limpiar la mesa luego de una comida, limpiar la habitación, hacer la cama, vaciar los cestos de basura y otros. También incluya en la lista cosas como vestirse para ir a la escuela, prepararse para dormir, lavarse y bañarse, cepillarse los dientes, o cualquier otra tarea de autoayuda que usted le dé a su niño y que normalmente constituya un problema para usted. Su terapeuta puede ayudarle a decidir qué tipo de tareas poner en la lista de acuerdo a la edad de su niño y a sus problemas especiales.

6. Luego, tome cada trabajo o tarea y decida cuánto cree que vale en fichas. Para niños de 4 y 5

(cont.)

años, asigne de 1 a 3 fichas para la mayoría de las tareas, y tal vez 5 para trabajos realmente grandes. Para niños de 6 a 8 años, use de 1 a 10 fichas, y tal vez asigne un número mayor para trabajos grandes. Recuerde, mientras más difícil sea el trabajo, mayor será la cantidad de fichas que pagará.

7. Tome un momento y sume aproximadamente cuántas fichas cree que su niño puede ganar en un día típico si realiza la mayoría de estas tareas. Luego, recordando este número, decida cuántas fichas el niño tendría que pagar por cada privilegio que anotó en la lista. Generalmente sugerimos que dos tercios de las fichas diarias deben ser gastados en sus privilegios diarios típicos. Esto le permite al niño ahorrar alrededor de un tercio de sus fichas cada día, de manera que le permita comprar alguna de las recompensas muy especiales en la lista. No se preocupe por el número exacto a usarse aquí. Sólo use su juicio en términos de cuánto debe costar cada recompensa, sea justo y cobre más fichas por las recompensas especiales y menos por las diarias.

8. Asegúrese de decirle que tendrá la oportunidad de ganar fichas de bono cuando ejecuta la tarea de una manera amable, agradable y rápida. No ofrecerá estas fichas de bono todo el tiempo, sino debe ofrecerlas cuando su niño ha realizado una tarea de una manera particularmente rápida y amable.

9. Asegúrese de decirle que las fichas sólo se ofrecerán por tareas que se realicen luego de la primera petición. Si tiene que repetirle el mandato al niño, no recibirá ninguna ficha por realizarlo.

10. Finalmente, asegúrese de ser dadivoso con las fichas esta semana y ofrézcalas por cualquier comportamiento apropiado, no importa cuán pequeño sea. Recuerde, puede recompensar al niño aún por buenos comportamientos que no están incluidos en la lista de tareas. Esté alerta a las oportunidades que surjan para recompensar a su niño.

**Nota: ¡¡¡ Esta semana no le quite fichas al niño por mal comportamiento!!!** Puede hacer esto cuando su terapeuta le indique, pero de lo contrario las fichas deben usarse SOLO como recompensas durante esta semana, no retirarse a manera de castigo.

## EL PROGRAMA DE PUNTOS PARA EL HOGAR

1. Tome un cuaderno y divida las hojas como en una libreta de ahorros, con cinco columnas para las siguientes: la fecha, el ítem, depósitos, retiros y el balance corriente. Cuando el niño es recompensado con puntos, escriba la tarea bajo "ítem" y la cantidad como un "depósito". Súmelo al "balance" del niño. Cuando compra un privilegio con sus puntos, escriba el privilegio bajo "ítem", coloque esta cantidad en la columna de "retiro" y deduzca esta cantidad al "balance". Este programa trabaja de la misma manera que el sistema de fichas, excepto que los puntos son registrados en el cuaderno, en vez de usar fichas de póker.

2. Haga una lista de recompensas/privilegios y tareas, según se explicó en el programa de fichas. Esté seguro de ofrecerle al niño la misma explicación de por qué se está estableciendo el sistema de puntos. Una vez más, su terapeuta le puede ayudar con estas listas.

(cont.)

3. Cuando usted esté listo para determinar cuánto debe pagar en puntos por cada tarea, use números mayores que en el programa de fichas. Generalmente usamos de 5 a 25 puntos por la mayoría de las tareas diarias y hasta 200 puntos por tareas que requieran mayor esfuerzo. Típicamente, puede considerar el pagar 15 puntos por cada 15 minutos de trabajo extendido que el niño deba realizar.

4. Luego, sume cuántos puntos cree que su niño puede ganar en un día típico por realizar sus tareas de rutina. Use este número para decidir cuánto cobrar por cada privilegio. Asegúrese de que su niño pueda disponer de un tercio de sus puntos diarios para ahorrar y poder adquirir privilegios especiales. Su terapeuta puede ayudarle a decidir cuánto cobrar por cada recompensa.

5. Esta semana, al poner en práctica el programa de puntos, siga las mismas guías que se explicaron anteriormente para el programa de fichas. No penalice al niño quitándole puntos por mal comportamiento y pague puntos sólo si atiende al primer mandato o petición. Sólo los padres pueden escribir en el cuaderno de puntos.

## RECORDATORIOS

Revise la lista de recompensas y tareas más o menos una vez al mes y añada nuevos ítems a la lista según lo crea necesario. Hable con su niño sobre nuevas recompensas que él quisiera tener en la lista.

Puede recompensar a su niño con fichas o puntos por casi cualquier manifestación de buen comportamiento. Pueden incluso usarse conjuntamente con el Paso 3 para recompensarlo por no molestar o interrumpir su trabajo.

No le dé fichas o puntos a su niño antes de que haya hecho lo que se le pidió; solamente después. Pero sea tan rápido como pueda al recompensarlo por obedecer. ¡No espere para recompensar!

Ambos padres deben usar el sistema de fichas o puntos para hacerlo lo más efectivo posible.

Cuando dé puntos o fichas por buen comportamiento, sonría y dígale que le gusta lo que ha hecho.

# FOLLETO DEL PADRE PARA EL PASO 5: ¡TIEMPO-FUERA! (TIME OUT)

¡Esta es la parte más importante de este programa! Se requiere gran habilidad y cuidado al usar este método de tiempo -fuera con los niños cuando fallan en obedecer un mandato o se portan mal. Nunca dé un mandato que no pretenda respaldar con consecuencias, si es necesario, para asegurarse de que la tarea se realiza. Siempre provea a su niño elogios y aprobación por obedecer la primera petición hecha. Trate tanto como sea posible de no repetir el mandato luego de que se lo ha dicho una vez. Para usar el tiempo -fuera con su niño, haga lo siguiente:

1. Siempre dé el primer mandato al niño en un tono de voz agradable pero firme. No le grite, pero tampoco lo pida como un favor. Siga las sugerencias dadas en el Paso 3 para dar manatos efectivos. Presente aseveraciones simples y directas, en un tono de voz serio.

2. Luego de que haya dado el mandato, cuente en voz alta, al revés, del 5 al 1. Luego de las primeras semanas de contar en voz alta, le pediremos que deje de hacerlo y que sólo cuente en silencio. Esto es para que el niño no dependa del conteo al aprender cuándo debe obedecer un mandato. Pero por ahora, está bien que cuente en voz alta.

3. Si no ha comenzado a obedecer durante estos 5 segundos, debe establecer contacto visual directo con el niño, alzar la voz un poco más, adoptar una postura firme y decir, "¡Si no (haces lo que te pedí), entonces vas a ir a sentarte en aquella silla!" (El padre señala la silla en la esquina.)

4. Una vez que haya hecho esta advertencia, cuente nuevamente del 5 al 1 en voz alta.

5. Si el niño no ha comenzado a obedecer durante estos 5 segundos, entonces tómelo firmemente por la muñeca o la parte superior del brazo y diga, "¡No hiciste lo que te pedí, así que debes ir a la silla!" Esto debe decirse firmemente y en un tono de voz alto, y entonces se le lleva a la silla de tiempo-fuera. Debe ir a la silla inmediatamente, sin importar las promesas que pueda hacer. Si se resiste, use fuerza física leve de ser necesario. No debe ir al servicio sanitario, tomar nada, ni pararse a discutir con el padre. Debe ser llevado inmediatamente a la silla de tiempo-fuera.

6. Coloque al niño en la silla y diga firmemente, "¡Te quedas ahí hasta que te diga que te le-vantes!" Puede decirle que usted no regresará a la silla hasta que se calme, pero no repita esto muy frecuentemente. Una o dos veces es suficiente.

7. No discuta con su niño mientras está en tiempo-fuera. Ninguna otra persona debe hablarle durante este tiempo. En cambio, usted debe regresar a su actividad previa, pero asegúrese de no perderlo de vista mientras está en la silla. Cuando haya cumplido el tiempo apropiado (vea a continuación), entonces regrese a donde está y dígale, "¿Estás listo para hacer lo que te pedí?" Si hizo algo que no puede corregir, tal como maldecir o golpear, entonces simplemente debe prometer que no lo volverá a hacer.

(cont.)

8. En este punto, el niño debe ir a hacer lo que se le dijo que hiciera antes del tiempo-fuera. El padre entonces debe decir en un tono de voz neutral, "Me gusta cuando haces lo que te pido".

9. Esté pendiente al próximo comportamiento apropiado de su niño y luego elógielo por eso. Esto asegura que siempre recibá tantas recompensas como castigos en este programa y le enseña que usted no está enojado con él, sino con lo que hizo.

## ¿CUANTO TIEMPO DEBE PERMANECER EL NIÑO EN TIEMPO-FUERA ?

**Su niño debe permanecer en tiempo-fuera (*time out*) hasta que se cumplan tres condiciones:**

1. El niño siempre debe cumplir una "sentencia mínima" cuando se le envía a tiempo-fuera. Esta debe ser de alrededor de 1 ó 2 minutos por cada año de edad. Use la regla de 1-minuto para comportamiento inapropiado leve o moderado, y la regla de 2-minutos para comportamiento que sea grave.

2. Una vez que termine la sentencia mínima, espere hasta que el niño esté calmado. La primera vez que es enviado a tiempo-fuera, puede tomar de varios minutos a más o menos una hora. No debe ir a donde se encuentra el niño hasta que haya estado calmado por varios segundos (alrededor de 30 segundos), aún cuando esto signifique que el niño se quede en la silla por 1 ó 2 horas porque está discutiendo, teniendo una rabieta, gritando o llorando fuertemente.

3. Una vez que se haya calmado por unos segundos, el niño debe acceder a realizar lo que se le pidió que hiciera. Si fue una tarea, debe acceder a realizarla. Si es algo que no puede corregir, como maldecir, mentir o cosas de esta índole, debe prometer no volverlo a hacer. Si no accede a hacer lo que se le pidió (dice, "¡No!"), entonces dígale que debe sentarse en la silla hasta que usted le indique que puede levantarse. El niño debe cumplir otra sentencia mínima, quedarse callado y luego acceder a hacer lo que se le pidió. No debe abandonar la silla hasta que haya accedido a obedecer el mandato que se le dio originalmente.

## ¿Y SI EL NIÑO ABANDONA LA SILLA SIN PERMISO?

Muchos niños pondrán a prueba la autoridad de los padres cuando se usa el tiempo-fuera por primera vez. Tratarán de escaparse de la silla antes de que el tiempo termine. Su terapeuta discutivá qué acciones debe tomar al castigar a su niño por abandonar la silla. Recomendamos que se haga lo siguiente:

1. La primera vez que el niño abandone la silla, colóquelo nuevamente en ella y dígale en un tono de voz alto y con una apariencia severa, "¡¡Si te levantas de la silla nuevamente, te voy a poner en tu habitación!!"

2. Cuando el niño abandone la silla nuevamente, debe enviarlo a su habitación y hacer que se

(cont.)

siente en su cama. Antes de usar este procedimiento, asegúrese de que haya removido de la habitación todos los juguetes más importantes, para que haya muy poco o nada atractivo con qué jugar mientras está en la habitación.

3. Puede dejar la puerta de la habitación abierta, pero si el niño trata de salir, la puerta debe cerrarse y ponerse bajo llave, si es necesario, para asegurarse de que cumpla el período de tiempo-fuera.

Si no está de acuerdo con este método, entonces su terapeuta discutirá con usted otras alternativas que puede utilizar.

## ¿QUE DEBO CONSIDERAR COMO "ABANDONAR LA SILLA"?

Generalmente, se considera que un niño ha abandonado la silla si ambas nalgas se levantan de la misma. Por tanto, el niño puede girar en la silla y no tiene que mirar la pared, pero si sus nalgas abandonan la silla, entonces debe seguirse el procedimiento descrito anteriormente. Mecer la silla y tumbarla también se consideran abandonar la silla. Se debe advertir al niño acerca de esto.

## ¿DONDE DEBE COLOCARSE LA SILLA?

La silla debe tener el espaldar derecho y ser del estilo de comedor. Debe colocarse en una esquina lo suficientemente lejos de la pared como para que el niño no pueda patearla mientras está en la silla. No debe haber objetos cerca que puedan usarse para jugar y no se debe permitir que vea televisión desde la silla. La mayoría de los padres usan una esquina en la cocina, cuarto de lavado, el vestíbulo o entrada de la casa, el principio o final de un pasillo largo o una esquina de la sala (no ocupada por otros). La ubicación debe ser tal que los padres puedan observarlo mientras continúan con sus actividades. No use el servicio sanitario, armarios o la habitación del niño. En ocasiones, se le puede indicar que debe sentarse en el primer escalón de una escalera que vaya al segundo piso de la casa, pero usualmente es preferible la silla.

## QUE ESPERAR ESTA SEMANA

Si su niño sigue el patrón típico de la mayoría de los niños con problemas de conducta, usted puede esperar que se incomode mucho la primera vez que se le envíe a tiempo-fuera. Como resultado, puede ponerse furioso y vociferar mientras está en tiempo-fuera o puede llorar porque se le han herido los sentimientos. Para muchos niños, esta rabieta prolongada o lloriqueo trae como resultado el que tengan que permanecer en tiempo-fuera mucho más allá de su "sentencia mínima" porque aún no se han calmado. Por lo tanto, pueden estar en tiempo-fuera de 30 minutos a 1 ó 2 horas la primera vez, antes de calmarse y acceder a hacer lo que se les pidió. Después de esto, con cada uso del tiempo-fuera, observará que se calma mucho más rápidamente. Eventualmente, el niño permanecerá calmado durante toda o casi toda la "sentencia mínima" y accederá a hacer lo que se le pidió inmediatamente después. También observará que comenzará a obedecer al primer mandato, o por lo menos luego de sus advertencias sobre tiempo-fuera, de tal manera que, eventualmente, la frecuencia del tiempo-fuera disminuye. Sin embargo, lograr esto puede tomar varias semanas. Durante esta primera semana de tiempo-fuera, intente recordar que no está lastimando a su niño, sino enseñándole mejor auto-control, respeto a la

(cont.)

autoridad de los padres y la habilidad para seguir reglas. Su niño puede no estar contento con este método, pero los niños a veces deben experimentar la infelicidad para poder aprender ciertas reglas que se espera que sigan en la familia y en la sociedad.

## RECORDATORIOS

El niño no debe abandonar la silla de tiempo-fuera para ir al servicio sanitario o tomar algo hasta que haya terminado el tiempo y haya hecho lo que se le pidió. Si se le permite hacer esto, aprenderá a usar esta petición para escaparse del tiempo-fuera cada vez que se le coloque en la silla. Además, si se coloca en tiempo-fuera durante una comida, perderá esa comida o esa parte de la hora de la comida que pasó sentado en la silla. No se realiza ningún esfuerzo para prepararle una merienda especial para compensar por haberse perdido la comida. Lo que hace al tiempo-fuera efectivo es lo que el niño se pierde mientras está en la silla y, por lo tanto, no se debe hacer ningún esfuerzo para compensarlo por lo que se ha perdido. Su terapeuta discutirá con usted muchas artimañas que los niños utilizan para tratar de escaparse de la silla antes de que termine el tiempo. Asegúrese de preguntar cómo manejar cada una de ellas.

Si espera que su niño se torne agresivo físicamente con usted cuando trata de usar el tiempo-fuera, pregunte a su terapeuta cómo manejar esta situación.

Durante la próxima semana, sólo debe usar el método de tiempo-fuera para uno o dos tipos de desobediencia. Esto evita que el niño sea castigado excesivamente al comienzo de este programa. Su terapeuta le explicará estas restricciones.

**¡Si tiene algún problema con este procedimiento, llame a su terapeuta inmediatamente!** Su terapeuta le proveerá números telefónicos donde podrá encontrarlo durante esta semana, por si tiene problemas con este método.

Si quiere usar el método de tiempo-fuera para problemas de conducta a la hora de dormir, por favor, espere 1 semana antes de hacerlo, pues es posible que estos problemas disminuyan al trabajar primero con otros problemas.

No use este procedimiento fuera de la casa hasta que su terapeuta se lo indique.

# FOLLETO DEL PADRE PARA EL PASO 7: ANTICIPE PROBLEMAS—MANEJO DE LOS NIÑOS EN LUGARES PUBLICOS

Luego de que su niño haya sido adiestrado para obedecer mandatos en el hogar, será más fácil enseñarle a hacerlo en lugares públicos tales como tiendas, restaurantes, centros comerciales e iglesia. La clave para manejarlo exitosamente en lugares públicos es establecer un plan que usted seguirá para manejar su conducta ANTES de ir a un lugar público y asegurarse que el niño conoce este plan. Hay tres o cuatro reglas sencillas a seguir antes de entrar en un lugar público:

## REGLA 1: ESTABLEZCA LAS REGLAS ANTES DE ENTRAR AL LUGAR

Justo antes de entrar a un lugar público, tal como una tienda, ¡¡¡DETÉNGASE!!! Hágase a un lado y deje que otros entren al lugar, pero no lo haga usted hasta haber repasado con el niño las reglas de conducta importantes. Por ejemplo, en una tienda las reglas con un niño pequeño pueden ser: "Mantente cerca de mí, no toques y no supliques". Para un niño mayor, pueden ser: "Mantente a mi lado, no pidas nada y haz lo que te diga". Déle tres o cuatro reglas a seguir. Estas deben ser reglas que son violadas comúnmente por él en ese lugar particular. Luego de que le haya comunicado las reglas, el niño debe repetirlas. No deben entrar al lugar hasta que éste las haya repetido. Si se rehúsa, adviértale que será llevado a tiempo-fuera en el auto. Si aún así se rehúsa, entonces regrese al auto y coloque al niño ahí en tiempo-fuera por no haber obedecido su petición.

## REGLA 2: ESTABLEZCA UN INCENTIVO PARA QUE EL NIÑO OBEDEZCA

Mientras aún está parado fuera del lugar, dígale a su niño lo que se ganará por seguir las reglas que usted acaba de especificar y por comportarse apropiadamente en el lugar. Para niños que están en un sistema de fichas de póker o puntos, éstos pueden usarse. Con niños muy pequeños para esos sistemas, lleve con usted una bolsa pequeña con una merienda (maní, pasas, galletas, tortillas de maíz, etc.) para ofrecerle por si se comportase bien a lo largo del viaje. En alguna ocasión, tal vez usted desee prometerle la compra de algo al final del viaje, pero esto sólo debe hacerse en raras ocasiones y por comportamiento excepcionalmente bueno durante el viaje, de tal manera que el niño no espere una compra como parte rutinaria de cualquier viaje fuera del hogar. Algunos padres ocasionalmente le prometen un privilegio especial al llegar a la casa luego del viaje. Esto está bien pero, mientras sea posible, use su sistema de fichas o puntos, pues le permite recompensarlo por buen comportamiento inmediatamente durante el viaje.

## REGLA 3: ESTABLEZCA EL CASTIGO POR LA DESOBEDIENCIA

Mientras aún estén fuera del lugar, digale al niño cual será el castigo por no seguir las reglas o por mala conducta. En la mayoría de los casos, esto será la pérdida de puntos o fichas por violaciones menores a las reglas, y el uso de tiempo-fuera por comportamiento inapropiado que sea mode-rado o severo, o por desobediencia. No tenga miedo de usar el método de tiempo-fuera en un lugar público, pues es el método más efectivo para enseñarle a obedecer en tales lugares. Luego de que le ha explicado el castigo, entonces pueden entrar al lugar público. Al entrar, debe comenzar inmediatamente a hacer dos cosas: buscar en el lugar público un sitio apropiado para tiempo-fuera, en caso de necesitar uno, y comenzar a prestar atención y elogiar a su niño por seguir las reglas.

(cont.)

## REGLA 4: OFREZCA A SU NIÑO UNA ACTIVIDAD PARA REALIZAR

Si es posible, piense en alguna actividad que su niño pueda hacer, o en la que pueda ayudar en este lugar público, para mantenerlo ocupado. Parte de la razón por la que los niños se portan mal en las tiendas es que no tienen nada constructivo o útil que hacer. Esto les da tiempo suficiente para meterse en cosas que no deben o para encontrar maneras de comportarse tontamente, con frecuencia sólo para entretenerse durante el viaje. Si usted está de compras, ofrézcale actividades para ayudarle con la compra. Cualquier actividad que le asigne es mejor que nada, así que aun cuando tenga que inventarse una actividad que no sea totalmente constructiva, asígnele algo que hacer.

## EN EL LUGAR PUBLICO

Una vez que entren al lugar público, identifique dónde pondrá al niño en tiempo-fuera, si es necesario. Entonces comience a recompensarlo con fichas periódicamente por escuchar y obedecer las reglas. Si comienza a portarse mal, INMEDIATAMENTE quítele fichas/puntos o colóquelo en tiempo-fuera. No le repita los mandatos o advertencias, pues ya se le advirtió fuera de la tienda sobre lo que sucedería si se portaba mal. A continuación se mencionan algunos lugares convenientes para poner al niño en tiempo-fuera:

**En tiendas de departamento:** Lleve al niño a un pasillo que no sea muy usado por otros y colóquelo de frente a un mostrador que le parezca aburrido o en una esquina; llévelo a la sección de abrigos y póngalo de frente a la perchera de abrigos; use el área del departamento de envoltura de regalos/crédito en donde haya una esquina aburrida; use la esquina de un servicio sanitario; use un probador, si está cerca; use la sección de maternidad, usualmente no está muy congestionada y hay madres compasivas allí.

**En tiendas de comestibles:** Haga que el niño se pare de frente al costado de un mostrador de productos congelados; llévelo al rincón más lejano de la tienda; localice el despliegue de tarjetas de felicitación y colóquelo de frente a la parte aburrida del mostrador, mientras usted mira las tarjetas. Es difícil encontrar un lugar para tiempo-fuera en la mayoría de las tiendas de comestibles, así que tal vez tenga que usar una de las alternativas que serán discutidas en la próxima sección.

**En la iglesia:** Use el "salón para los niños que lloran" que frecuentemente se encuentra en la mayoría de las iglesias, a donde las madres llevan a los bebés irritables durante el servicio; use el vestíbulo o la entrada de la iglesia; use un servicio sanitario cerca del vestíbulo de la iglesia .

**En un restaurante:** Use el servicio sanitario. De lo contrario, use una de las alternativas de la próxima sección.

**Cuando está en el hogar de otro:** Asegúrese de explicarle a su anfitrión que está usando un método nuevo para el manejo de niños y que tal vez necesite colocar a su niño en una silla, o pararlo frente a una esquina en algún sitio, si manifiesta mala conducta. Pregunte dónde puede hacer esto. Si no puede hacerlo en el hogar de otro, entonces use una de las alternativas de la próxima sección.

**Durante un viaje largo en auto:** Revise las reglas con el niño y establezca su incentivo antes de que

(cont.)

entre al auto. Asegúrese de llevar juegos o actividades con las que se entretenga durante el viaje. Si necesita castigarlo, hágase a un lado del camino, deténgase en un área segura y haga que cumpla el tiempo-fuera en el piso del asiento trasero o sentado fuera sobre una alfombra cerca del auto. Nunca deje al niño sin supervisión y nunca lo deje solo mientras está sentado fuera del auto.

Si usted usa el tiempo-fuera en un lugar público, la sentencia mínima debe ser sólo la mitad de lo que normalmente es en el hogar, porque el tiempo-fuera en lugares públicos es muy efectivo para los niños. Además, si el niño abandona el tiempo-fuera sin permiso, retírele fichas o puntos como parte de su sistema de fichas.

## SI NO PUEDE USAR TIEMPO-FUERA EN EL LUGAR PUBLICO

Siempre hay algunos lugares en los que no es posible colocar a su niño en una esquina por mal comportamiento. He aquí algunas alternativas, pero deben ser usadas sólo cuando no pueda encontrar un lugar para tiempo-fuera:

1. Lleve al niño fuera del edificio y colóquelo de frente a la pared.

2. Regrese al auto con el niño y haga que se siente en el piso del asiento trasero. Manténgase a su lado o en el asiento delantero del auto.

3. Lleve con usted un pequeño cuaderno de espiral. Antes de entrar al lugar público, dígale que anotará cualquier episodio de mal comportamiento, y que tendrá que ir a tiempo-fuera tan pronto llegue a la casa. Será útil llevar con usted una foto del niño mientras está en tiempo-fuera y mantenerla en el cuaderno. Muéstrele esta foto antes de entrar en el lugar público y explíquele que esto es lo que ocurrirá al llegar a la casa si no se porta bien.

4. Lleve con usted un bolígrafo o marcador. Antes de entrar al lugar público, dígale al niño que, si se porta mal, le hará una marca de un color vivo al dorso de la mano. Entonces, el niño cumplirá en la casa una sentencia mínima en tiempo-fuera por cada marca que tenga.

**Recordatorio importante:** Siempre que salga con su niño, asegúrese de actuar rápidamente para manejar la mala conducta, de manera que ésta no se convierta en una confrontación ruidosa o en una rabieta. Además, asegúrese de ofrecer elogios y recompensas frecuentes a lo largo del viaje para reforzar su buen comportamiento.

## FOLLETO DEL PADRE PARA EL PASO 8: USE UNA TARJETA DE INFORME DIARIO PARA LA CONDUCTA ESCOLAR

La tarjeta de informe diario para la conducta escolar implica que el maestro le envíe al hogar una evaluación acerca de la conducta del niño en la escuela ese día, la cual puede ser usada por usted para darle o retirarle recompensas disponibles en el hogar. Estas tarjetas han demostrado ser efectivas en la modificación de un amplio margen de problemas que los niños pueden presentar en la escuela. Debido a su conveniencia, a su efectividad en costo y al hecho de que involucran tanto a los maestros como a los padres, estas tarjetas a menudo constituyen una de las primeras intervenciones que usted debe intentar si su niño está teniendo problemas de conducta en la escuela. Los informes de los maestros pueden consistir de una nota o de una tarjeta de informe más formal. Recomendamos el uso de una tarjeta formal de informe de conducta como las que se muestran al final de este folleto. La tarjeta debe indicar al lado izquierdo la/s conducta/s de interés que será/n enfatizada/s en el programa. A lo largo de la parte superior, debe haber columnas enumeradas que correspondan a cada período de clase en la escuela. El maestro asigna un número que refleja cuán bien estuvo cada una de estas conductas del niño en cada período de clase. Se proveen algunos ejemplos al final de este folleto.

### COMO FUNCIONA LA TARJETA DE INFORME DIARIO

Típicamente, los informes de los maestros se envían todos los días al hogar. A medida que la conducta del niño mejora, los informes diarios pueden reducirse a dos veces por semana (miércoles y viernes), una vez a la semana o hasta una vez al mes, hasta que finalmente puedan ser eliminados. Se puede desarrollar y adaptar una variedad de tarjetas de informe diario para su niño. Algunas de las conductas identificadas para el programa pueden incluir conducta social (compartir, jugar bien con sus compañeros, seguir las reglas) y ejecución académica (terminar las asignaciones de matemáticas o lectura). Identificar la baja ejecución académica (pobre producción de trabajo) puede ser especialmente efectivo. Algunos ejemplos de las conductas a identificar incluyen completar todo el trabajo (o una parte específica del mismo), permanecer en el asiento asignado, seguir las instrucciones del maestro y jugar de forma cooperadora con otros. Las conductas negativas (p. ej., agresión, destrucción o gritos) también pueden ser incluidas como conductas a ser reducidas con el programa. Además de la ejecución en clase, pueden incluirse las asignaciones o tareas escolares para el hogar. A veces los niños tienen dificultad para recordar traer a casa las tareas. También pueden completar la asignación (tarea) pero olvidarse de llevarla a la escuela al día siguiente. Cada una de estas áreas puede ser identificadas en el programa de la tarjeta de informe diario.

Se recomienda que el número de conductas identificadas a trabajar se mantenga en cuatro o cinco. Comience enfocando sólo algunas conductas que usted desea cambiar, para ayudar al niño a aumentar su éxito en el programa. Cuando estas conductas vayan bien, puede añadir otras conductas problemáticas como objetivos para el cambio. Recomendamos incluir por lo menos una o dos conductas positivas que el niño realice bien al momento, para que pueda ganar algunos puntos al principio del programa.

Típicamente, los niños son supervisados a lo largo de todo el día escolar. Sin embargo, para tener éxito con problemas de conducta que ocurren muy frecuentemente, usted puede desear que se evalúe a su

(cont.)

niño inicialmente durante sólo una parte del día escolar, tal como una o dos asignaturas o clases. A medida que la conducta mejora, la tarjeta puede extenderse gradualmente para incluir más períodos o asignaturas hasta que esté siendo supervisado a lo largo del día. En casos en los que asista a diferentes clases enseñadas por diferentes maestros, el programa puede involucrar a algunos o a todos los maestros, dependiendo de la necesidad de ayuda que tenga el niño en cada una de las clases. Cuando se incluye a más de un maestro en el programa, la misma tarjeta puede incluir espacio para todos los que lo evalúan. Como alternativa, se pueden usar diferentes tarjetas de informe para cada clase y organizarse en un cuaderno que el niño lleve a todas las clases. Una vez más, la tarjeta mostrada al final de este folleto puede ser de ayuda, ya que tiene columnas que pueden ser usadas para que el mismo maestro lo evalúe al finalizar cada clase, o para que diferentes maestros lo evalúen si más de uno está involucrado.

El éxito del programa depende de que haya un método consistente y claro para traducir los informes del maestro a consecuencias en el hogar. Una ventaja de las tarjetas de informe de conducta escolar es que se puede utilizar una amplia variedad de consecuencias. Como mínimo, se deben proveer elogios y atención positiva en el hogar siempre que la tarjeta revele que al niño le ha ido bien en la escuela. Sin embargo, con muchos niños a menudo es necesario usar refuerzos tangibles o programas de fichas. Por ejemplo, una nota positiva puede convertirse en tiempo de televisión, una merienda especial o en ir a la cama más tarde. También puede usarse un sistema de fichas en que el niño gana puntos por evaluaciones positivas de conducta y pierde puntos por evaluaciones negativas. Pueden incluirse en el programa tanto las recompensas diarias (p. ej., tiempo con el padre, un postre especial, tiempo de televisión) como las recompensas semanales (p. ej., cine, comer en un restaurante, paseo especial).

## VENTAJAS DE LA TARJETA DE INFORME DIARIO

Por lo general, las tarjetas de informe diario de la conducta escolar pueden ser tanto o más efectivas que los programas de manejo de conducta en el salón de clases, y su efectividad se aumenta si se les combina con éstos. Los informes diarios parecen ser particularmente adecuados porque los niños a menudo se benefician de una retroalimentación más frecuente de la que usualmente se les provee en la escuela. Estos programas también le ofrecen a los padres una retroalimentación más frecuente de la que el niño les proveería normalmente. Como usted sabe, al preguntársele cómo les ha ido en la escuela, la mayoría de los niños responden con una sola palabra, "Bien", la cual puede no ser precisa. Estos programas de tarjetas de informe también pueden recordarle a los padres cuándo recompensar una conducta del niño y advertirles cuando la conducta en la escuela se está convirtiendo en un problema y va a requerir trabajo más intensivo. Además, el tipo y calidad de las recompensas disponibles en el hogar usualmente son mucho más extensos que aquéllos disponibles en el aula, un factor que puede ser sumamente importante con niños que necesitan recompensas más poderosas.

Además de estos beneficios, las tarjetas de informe escolar diario generalmente requieren mucho menos tiempo y esfuerzo por parte del maestro del niño que los programas de manejo de conducta en el aula. Como resultado, los maestros que no han podido comenzar un programa de manejo de conducta en el aula pueden estar mucho más dispuestos a cooperar con una tarjeta de informe diario que proviene del hogar.

(cont.)

A pesar del éxito notable de los programas de tarjetas de informe, la efectividad del programa depende de que el maestro evalúe con precisión la conducta del niño. También depende del uso consistente y justo de las consecuencias en el hogar. En algunos casos, los niños pueden intentar socavar el sistema no trayendo el informe al hogar. Pueden falsificar la firma del maestro o no conseguir la firma de un maestro en particular. Para desalentar estas prácticas, las notas o firmas que falten deben tratarse de la misma forma que un informe "malo" (es decir, el niño deja de ganar puntos o es castigado perdiendo privilegios o puntos). El niño puede ser obligado a permanecer en el hogar (sin privilegios) por no traer la tarjeta.

## ALGUNOS EJEMPLOS DE TARJETAS DE INFORME DIARIO

En esta sección, se discutirán varios tipos de tarjetas de conducta escolar que dependen de informes diarios. Al final de este folleto se proveen dos ejemplos. Estas son las tarjetas que le recomendamos usar a la mayoría de los padres si quieren comenzar el programa inmediatamente.

Una tarjeta es para la conducta en el aula y la otra es para la conducta en el recreo. Use la tarjeta que sea más apropiada para los problemas que su niño está presentando en la escuela. Se proveen dos grupos de cada tarjeta para que usted pueda fotocopiar la página, y luego cortarla en dos para duplicar la cantidad de tarjetas.

Observe que cada tarjeta contiene cinco áreas de problemas potenciales de comportamiento que los niños pueden manifestar. Para la tarjeta de conducta en el aula, se proveen columnas para que hasta siete maestros diferentes lo evalúen en estas áreas de comportamiento, o para que un maestro lo evalúe muchas veces a lo largo del día escolar. Hemos encontrado que, mientras más frecuentes son las evaluaciones, más efectiva es la retroalimentación para el niño y más informativo es el programa para usted. Luego de evaluar la ejecución del niño durante el período de clases, el maestro debe poner sus iniciales al final de la columna para evitar la falsificación. Si el niño presenta problemas trayendo a casa las asignaciones o tareas escolares, el maestro puede pedirle que copie la asignación al dorso de la tarjeta antes de completar la evaluación para ese período. De esta manera, el maestro simplemente verifica la precisión del niño al copiar la asignación y luego completa la evaluación en la parte delantera de la tarjeta. Para evaluaciones particularmente negativas, también alentamos al maestro a proveerle una explicación breve a usted de por qué la evaluación es negativa. Los maestros evalúan al niño usando un sistema de 5 puntos (1=excelente, 2=bueno, 3=regular, 4=pobre y 5=muy pobre).

El niño lleva una tarjeta nueva a la escuela cada día. Estas pueden permanecer en la escuela y ser entregadas cada mañana, o usted puede proveer la tarjeta cuando el niño sale para la escuela; lo que sea más probable que se realice consistentemente. Tan pronto como regrese al hogar, usted debe inspeccionar la tarjeta inmediatamente, discutir con su niño primero las evaluaciones positivas y luego proceder a una discusión neutral (¡seria y sin enojo!) de las evaluaciones negativas y las razones para ellas. Luego, debe pedirle que formule un plan acerca de cómo evitar una evaluación negativa al día siguiente. A la mañana siguiente, antes de salir para la escuela, debe recordarle este plan. Luego de que el niño formule el plan, debe concederle puntos por cada evaluación positiva en la tarjeta y quitarle puntos por cada evaluación negativa. Por ejemplo, un niño pequeño de escuela elemental puede recibir cinco fichas por un 1, tres por un 2 y una por un 3, mientras que se le quitan tres fichas por un 4 y cinco fichas por un 5 en la tarjeta. Para niños mayores, los puntos pueden ser 25, 15, 5, -15 y -25, respectivamente, por evaluaciones de 1 a 5 en la tarjeta. Luego, se suman las fichas o puntos, se restan las penalidades, y el niño puede

(cont.)

entonces gastar las fichas que quedan en privilegios del menú de recompensas en el hogar.

Se provee otro programa de tarjeta de informe diario para trabajar con problemas de conducta y de llevarse bien con otros durante los períodos de recreo o tiempo libre durante cada día. Una vez más, se proveen dos tarjetas en cada página para que usted pueda hacer fotocopias de la página y cortarlas por la mitad para duplicar el número de tarjetas. La tarjeta debe ser llenada por el maestro encargado durante cada recreo o período de tiempo libre. Es inspeccionada por el maestro de la clase cuando el niño regresa al aula, y luego debe enviarse al hogar para usarse, como se describe anteriormente, en un sistema de fichas/puntos para el hogar. También se le debe dar al maestro la instrucción de usar el procedimiento de "pensar en voz alta-pensar de antemano" con el niño justo antes de que salga al recreo o al tiempo libre. En este procedimiento, el maestro (1) repasa con el niño las reglas de conducta apropiada en el recreo y le señala que están anotadas en la tarjeta, (2) le recuerda que está siendo observado por el maestro encargado y (3) le indica que debe entregar la tarjeta inmediatamente al maestro supervisor para que éste pueda evaluar su conducta durante el recreo o tiempo libre.

Según ilustran estas tarjetas, virtualmente cualquier conducta puede ser el objetivo de tratamiento mientras se usan las tarjetas de informe de conducta. Si las tarjetas que se muestran aquí no son apropiadas para los problemas de conducta de su niño en la escuela, entonces diseñe una nueva tarjeta con la ayuda de su terapeuta, usando las tarjetas en blanco provistas al final de este folleto. No toma mucho tiempo construirlas y pueden ser muy útiles para mejorar la conducta y la ejecución escolar de un niño.

## TARJETA DE INFORME DIARIO PARA LA CONDUCTA ESCOLAR

**Nombre del niño**_________________________________ **Fecha** _______________

**Maestro(s):**
Por favor, evalúe el comportamiento del niño durante el día de hoy en las áreas indicadas a continuación. Use una columna separada para cada asignatura o período de clase. Use la siguiente escala: 1 = excelente, 2 = bueno, 3 = regular, 4 = pobre y 5 = muy pobre. Luego, ponga sus iniciales al final de su columna. Añada cualquier comentario sobre el comportamiento del niño al dorso de la tarjeta.

| | **Períodos de clase/asignatura** | | | | | | |
|---|---|---|---|---|---|---|---|
| **Comportamientos a ser evaluados:** | 1 | 2 | 3 | 4 | 5 | 6 | 7 |
| Participación en clase | | | | | | | |
| Ejecución durante el trabajo en clase | | | | | | | |
| Sigue las reglas del aula | | | | | | | |
| Se lleva bien con otros niños | | | | | | | |
| Calidad de las asignaciones (tareas escolares), si se le da alguna | | | | | | | |
| Iniciales del maestro | | | | | | | |

Por favor, comente al dorso de la tarjeta

---------------------------------Corte aquí luego de fotocopiar----------------------------------

## TARJETA DE INFORME DIARIO PARA LA CONDUCTA ESCOLAR

**Nombre del niño**_________________________________ **Fecha** _______________

**Maestro(s):**
Por favor, evalúe el comportamiento del niño durante el día de hoy en las áreas indicadas a continuación. Use una columna separada para cada asignatura o período de clase. Use la siguiente escala: 1 = excelente, 2 = bueno, 3 = regular, 4 = pobre y 5 = muy pobre. Luego, ponga sus iniciales al final de su columna. Añada cualquier comentario sobre el comportamiento del niño al dorso de la tarjeta.

| | **Períodos de clase/asignatura** | | | | | | |
|---|---|---|---|---|---|---|---|
| **Comportamientos a ser evaluados:** | 1 | 2 | 3 | 4 | 5 | 6 | 7 |
| Participación en clase | | | | | | | |
| Ejecución durante el trabajo en clase | | | | | | | |
| Sigue las reglas del aula | | | | | | | |
| Se lleva bien con otros niños | | | | | | | |
| Calidad de las asignaciones (tareas escolares), si se le da alguna | | | | | | | |
| Iniciales del maestro | | | | | | | |

Por favor, comente al dorso de la tarjeta

## TARJETA DE INFORME DIARIO PARA EL RECREO Y TIEMPO LIBRE

**Nombre del niño**__________________________ **Fecha** _________________________

**Maestro(s):**
Por favor, evalúe el comportamiento del niño durante el día de hoy en el recreo u otro tiempo libre, en las áreas indicadas a continuación. Use una columna separada para cada período de recreo o tiempo libre. Use la siguiente escala: 1 = excelente, 2 = bueno, 3 = regular, 4 = pobre y 5 = muy pobre. Luego, ponga sus iniciales al final de su columna. Añada cualquier comentario al dorso de la tarjeta.

| | Períodos de recreo y tiempo libre | | | | | | |
|---|---|---|---|---|---|---|---|
| **Comportamientos a ser evaluados:** | 1 | 2 | 3 | 4 | 5 | 6 | 7 |
| Mantiene las manos para sí; no empuja | | | | | | | |
| No molesta a otros; no se mofa/no humilla a otros | | | | | | | |
| Sigue las reglas del recreo/tiempo libre | | | | | | | |
| Se lleva bien con otros niños | | | | | | | |
| No pelea ni golpea; no patea o da puños | | | | | | | |
| Iniciales del maestro | | | | | | | |

Por favor, comente al dorso de la tarjeta

-------------------------------Corte aquí luego de fotocopiar--------------------------------------


## TARJETA DE INFORME DIARIO PARA EL RECREO Y TIEMPO LIBRE

**Nombre del niño**__________________________ **Fecha** _________________________

**Maestro(s):**
Por favor, evalúe el comportamiento del niño durante el día de hoy en el recreo u otro tiempo libre, en las áreas indicadas a continuación. Use una columna separada para cada período de recreo o tiempo libre. Use la siguiente escala: 1 = excelente, 2 = bueno, 3 = regular, 4 = pobre y 5 = muy pobre. Luego, ponga sus iniciales al final de su columna. Añada cualquier comentario al dorso de la tarjeta.

| | Períodos de recreo y tiempo libre | | | | | | |
|---|---|---|---|---|---|---|---|
| **Comportamientos a ser evaluados:** | 1 | 2 | 3 | 4 | 5 | 6 | 7 |
| Mantiene las manos para sí; no empuja | | | | | | | |
| No molesta a otros; no se mofa/no humilla a otros | | | | | | | |
| Sigue las reglas del recreo/tiempo libre | | | | | | | |
| Se lleva bien con otros niños | | | | | | | |
| No pelea ni golpea; no patea o da puños | | | | | | | |
| Iniciales del maestro | | | | | | | |

Por favor, comente al dorso de la tarjeta

## TARJETA DE INFORME DIARIO PARA LA CONDUCTA ESCOLAR

**Nombre del niño**________________________________ **Fecha** _______________

**Maestro(s):**
Por favor, evalúe el comportamiento del niño durante el día de hoy en las áreas indicadas a continuación. Use una columna separada para cada asignatura o período de clase. Use la siguiente escala: 1= excelente, 2 = bueno, 3 = regular, 4 = pobre y 5 = muy pobre. Luego, ponga sus iniciales al final de su columna. Añada cualquier comentario sobre el comportamiento del niño al dorso de la tarjeta.

| | **Períodos de clase/asignatura** | | | | | | |
|---|---|---|---|---|---|---|---|
| **Comportamientos a ser evaluados:** | 1 | 2 | 3 | 4 | 5 | 6 | 7 |
| | | | | | | | |
| | | | | | | | |
| | | | | | | | |
| | | | | | | | |
| | | | | | | | |
| Iniciales del maestro | | | | | | | |

Por favor, comente al dorso de la tarjeta

---------------------------------Corte aquí luego de fotocopiar---------------------------------

## TARJETA DE INFORME DIARIO PARA LA CONDUCTA ESCOLAR

**Nombre del niño**________________________________ **Fecha** _______________

**Maestro(s):**
Por favor, evalúe el comportamiento del niño durante el día de hoy en las áreas indicadas a continuación. Use una columna separada para cada asignatura o período de clase. Use la siguiente escala: 1 = excelente, 2 = bueno, 3 = regular, 4 = pobre y 5 = muy pobre. Luego, ponga sus iniciales al final de su columna. Añada cualquier comentario sobre el comportamiento del niño al dorso de la tarjeta.

| | **Períodos de clase/asignatura** | | | | | | |
|---|---|---|---|---|---|---|---|
| **Comportamientos a ser evaluados:** | 1 | 2 | 3 | 4 | 5 | 6 | 7 |
| | | | | | | | |
| | | | | | | | |
| | | | | | | | |
| | | | | | | | |
| | | | | | | | |
| Iniciales del maestro | | | | | | | |

Por favor, comente al dorso de la tarjeta

# FOLLETO DEL PADRE PARA EL PASO 9: COMO MANEJAR PROBLEMAS FUTUROS DE COMPORTAMIENTO

Ya para este momento, usted ha aprendido una amplia variedad de métodos para recompensar o castigar el comportamiento de su niño. Esperamos que haya encontrado estos métodos efectivos para mejorar su conducta. Sin embargo, ocasionalmente todos los niños desarrollan problemas de comportamiento y no hay ninguna razón para pensar que el suyo no desarrollará nuevos problemas, ocasionalmente, mientras crece. Ahora usted posee las destrezas necesarias para manejar estos problemas, si simplemente se toma el tiempo de pensar acerca de ellos, y para establecer su propio programa de manejo. He aquí algunos pasos a seguir si se desarrolla un problema nuevo, o si un problema viejo reaparece:

1. Tome un cuaderno y comience a anotar el problema de conducta. Trate de ser específico acerca de lo que su niño está haciendo mal. Debe anotar la regla que le pidió seguir y que no está siguiendo, qué es exactamente lo que está haciendo mal y qué está haciendo usted ahora para manejarlo.

2. Lleve este registro por una semana. Luego evalúelo para ver qué claves puede ofrecerle acerca de cómo manejar el problema. Muchos padres encuentran que han regresado a sus hábitos viejos e inefectivos para manejar al niño y esto es lo que ha causado el problema. He aquí algunos de los errores comunes a los que los padres regresan:
   a. Repetir sus mandatos muy frecuentemente.
   b. No dar mandatos efectivos (vea Paso 3).
   c. No proveer atención, elogios o una recompensa al niño por seguir la regla correctamente. Usted ha suspendido su sistema de fichas de póker o puntos demasiado pronto.
   d. No disciplinar inmediatamente después de la violación de una regla.
   e. Suspender el tiempo de juego especial con el niño.

   Obviamente, si descubre que ha regresado a alguno de estos viejos hábitos, corríjalos. Vuelva atrás y revise los folletos de este programa para asegurarse de que está usando los métodos apropiadamente.

3. Si es necesario, establezca un programa especial para manejar el problema:
   a. Explique a su niño exactamente lo que espera que él esté haciendo en la situación problemática.
   b. Establezca un sistema de fichas de póker o de puntos para recompensar al niño por seguir las reglas.
   c. Use tiempo-fuera inmediatamente cada vez que la conducta problemática ocurra.
   d. Si sus notas indican que el problema parece estar ocurriendo en una situación o lugar par ticular, entonces siga los cuatro pasos que se le enseñaron para usar en lugares públicos: (1) anticipar el problema, (2) repasar las reglas antes de que se desarrolle el problema, (3) repasar los incentivos por buena conducta y (4) repasar con su niño el castigo por portarse mal.
   e. Continúe anotando el problema de comportamiento en su cuaderno para que pueda identi ficar cuándo comienza a mejorar.

4. Si estos métodos no funcionan, llame a su terapeuta para una cita y traiga con usted sus notas.